맨눈해부학그림 육안 해부학 그림　　2
Gross Anatomy Plates

머리뼈
두개골
Skull

빗장뼈
쇄골
Clavicle

어깨뼈
견갑골
Scapula

위팔뼈
상완골
Humerus

갈비뼈
늑골
Ribs

척추
Vertebrae

노뼈
요골
Radius

자뼈
척골
Ulna

넙다리뼈
대퇴골
Femur

무릎뼈
슬개골
Patella

정강뼈
경골
Tibia

종아리뼈
비골
Fibula

발목뼈
족근골
Tarsal bones

볼기뼈
관골
Hip bone

손목뼈
수근골
Carpal bones

손허리뼈
중수골
Metacarpal bones

손가락뼈
지절골
Phalanges

발허리뼈
중족골
Metatarsal bones

발가락뼈
지절골
Phalanges

그림 1a 골격, 전면

머리뼈
두개골
Skull

빗장뼈
쇄골
Clavicle

어깨뼈
견갑골
Scapula

위팔뼈
상완골
Humerus

갈비뼈
늑골
Ribs

척추
Vertebrae

노뼈
요골
Radius

자뼈
척골
Ulna

엉치뼈
천골
Sacrum

꼬리뼈
미골
Coccyx

넙다리뼈
대퇴골
Femur

정강뼈
경골
Tibia

송아리뼈
비골
Fibula

발꿈치뼈
종골
Calcaneus

그림 1b   골격, 후면

큰뒤통수뼈구멍으로부터 나오는 척수
대후두공으로부터 나오는 척수
Spinal cord emerging from foramen magnum

뒤통수뼈
후두골
Occipital bone

목신경얼기
경신경총(C_1-C_5)
Cervical plexus
(C_1 to C_5)

목신경
경신경(C_1-C_8)
Cervical spinal nerves(C_1 to C_8)

팔신경얼기
완신경총(C_5 - T_1)
Brachial plexus
(C_5 to T_1)

가슴신경
흉신경(T_1-T_{12})
Thoracic spinal nerves(T_1 to T_{12})

허리신경
요신경(L_1 - L_5)
Lumbar spinal nerves
(L_1 to L_5)

허리신경얼기
요신경총(T_{12}-L_4)
Lumbar plexus(T_{12}-L_4)

엉치신경얼기
천골신경총(L_4 - S_4)
Sacral plexus(L_4 - S_4)

궁둥신경
좌골신경
Sciatic nerve

꼬리신경
미골신경(Co_1)
Coccygeal nerves(Co_1)

엉치뼈구멍으로부터 나오는 엉치신경(S_1-S_5)
천골공으로부터 나오는 천골신경(S_1-S_5)
Sacralspinalnerves(S_1 to S_5)emerging from sacral foramina

그림 2a 척주와 척수

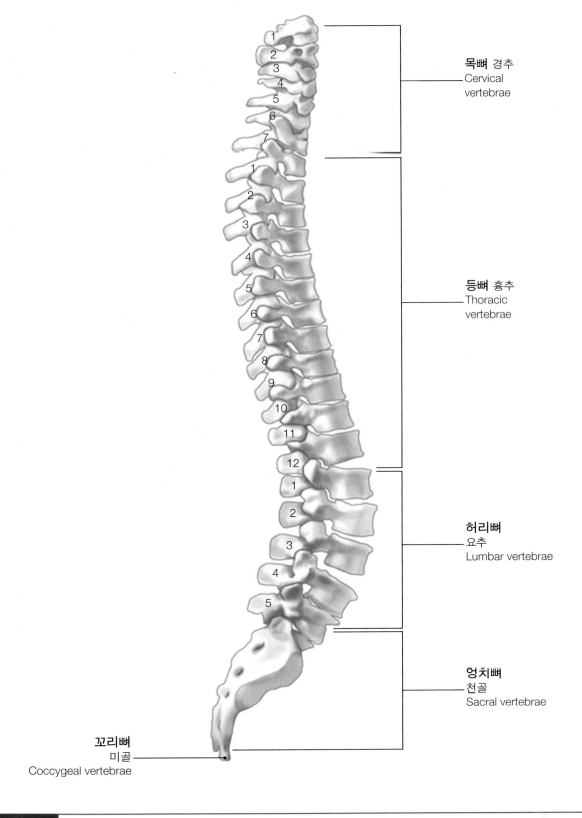

목뼈 경추
Cervical
vertebrae

등뼈 흉추
Thoracic
vertebrae

허리뼈
요추
Lumbar vertebrae

엉치뼈
천골
Sacral vertebrae

꼬리뼈
미골
Coccygeal vertebrae

그림 2b   척주 가쪽면(외측면)

눈확위모서리
상안와연
Supraorbital margin

광대뼈
관골(권골)
Zygomatic bone

턱끝융기
이융기
Mental protuberance

등세모근
승모근
Trapezius muscle

귀바퀴(바깥귀)
이개(외이)
Auricle(external ear)

아래턱뼈의 몸통
하악골체
Body of mandible

방패연골
갑상연골
Thyroid cartilage

반지연골
윤상연골
Cricoid cartilage

빗장뼈
쇄골
Clavicle

복장위패임
흉골상절흔
Suprasternal notch

목빗근(빗장뼈머리 및 복장뼈머리)
흉쇄유돌근 Sternocleidomastoid muscle
(쇄골두 및 흉골두 clavicular head and
sternal head)

복장뼈
흉골 Sternum
(복장뼈자루 흉골병 manubrium)

그림 3a   머리와 목의 표면해부학 앞면(두부와 경부의 표면해부학, 전면)

턱밑샘과 턱밑림프절의 만나는 점
악하선과 악하림프절의 촉지부위
Site for palpation of submandibular gland
and submandibular lymph nodes

앞목삼각의 구분요점
전경삼각의 구분요점

SHT = **목뿔뼈위삼각** 설골상삼각
Suprahyoid triangle

SMT = **아래턱삼각** 악하삼각
Submandibular triangle

SCT = **위목동맥삼각** 상경동맥삼각
Superiorcarotid triangle

ICT = **아래목동맥삼각** 하경동맥삼각
Inferior carotid triangle

턱뼈각
하악각
Angle of mandible

꼭지돌기
유양돌기
Mastoid process

복장빗장꼭지부분
흉쇄유돌부
Sternocleidomastoid region

목동맥박동촉지부위
경동맥박동 촉지부위
Site for palpation of carotid pulse

넓은목근 아래의 바깥목정맥
광경근 아래의 외경정맥
External jugular vein
beneath platysma muscle

목뒤삼각
후경삼각
Posterior cervical triangle

봉우리
견봉
Acromion

빗장뼈
쇄골
Clavicle

목뿔뼈
설골
Hyoid bone

SHT
SMT
SCT
ICT

등세모근
승모근
Trapezius muscle

빗장뼈위오목
쇄골상와
Supraclavicular fossa

방패연골
갑상연골
Thyroid cartilage

복장위패임
흉골상절흔
Suprasternal notch

앞목삼각
전경삼각
Anterior cervical triangle

빗장뼈위삼각
쇄골상삼각
Supraclavicular triangle

팔신경얼기의 시작
완신경총의 기시
Origin of brachial plexus

목빗근(빗장뼈머리[가쪽] 및 복장뼈머리 안쪽)
흉쇄유돌근(쇄골두[외측] 및 흉골두[내측])
Sternocleidomastoid muscle (clavicular
head[lateral] and sternal head[medial])

이마근 전두근
Frontalis muscle

눈썹주름근
추미근
Corrugator supercilii muscle

입꼬리올림근
구각거근
Levator anguli oris muscle

눈둘레근
안륜근
Orbicularis oculi muscle

머리덮개널힘줄
모상건막
Epicranial aponeurosis

눈살근
비근근 Procerus muscle

관자마루근육
측두두정근
Temporoparietalis muscle

코근
비근 Nasalis muscle

큰광대근
대관골근
Zygomaticus major muscle

위입술올림근
상순거근
Levator labii
superioris muscle

귀밑샘
이하선
Parotid salivary gland

작은광대근
소관골근
Zygomaticus minor muscle

깨물근
교근 Masseter muscle

볼근
협근 Buccinator muscle

입둘레근
구륜근
Orbicularis oris muscle

얼굴정맥
안면정맥 Facial vein

아래입술내림근
하순하체근
Depressor labii
inferioris muscle

얼굴동맥
안면동맥 Facial artery

아래턱뼈
하악골
Mandible

목빗근
흉쇄유돌근
Sternocleidomastoid
muscle

입꼬리내림근
구각하체근
Depressor anguli oris muscle

그림 3c   얼굴의 겉면(표면상)의 절단, 앞면(안면의 천층절단, 전면)

큰 · 작은광대근
대 · 소 관골근
Zygomaticus muscle
(minor and major)

관자마루근육
측두두정근
Temporoparietalis muscle

머리널힘줄
모상건막
Epicranial aponeurosis

눈둘레근
안륜근
Orbicularis oculi muscle

이마뒤통수근육의
뒤통수힘살
전두후두근의 후두근복
Occipital belly of
occipitofrontalis muscle

위입술올림근
상순거근
Levator labii superioris
muscle

등세모근
승모근
Trapezius muscle

입둘레근
구륜근
Orbicularis oris muscle

머리널판근
두판상근
Splenius capitis muscle

아래입술내림근
하순하체근
Depressor labii inferioris
muscle

입꼬리내림근
구각하체근
Depressor anguli oris muscle

턱끝근
이근
Mentalis muscle

목빗근
흉쇄유돌근
Sternocleidomastoid muscle

넓은목근
광경근
Platysma muscle

얼굴동맥
안면동맥
Facial artery

큰귓바퀴신경
대이개신경
Great auricular nerve

바깥목정맥
외경정맥
External jugular vein

귀밑샘
이하선
Parotid salivary gland

목가로신경
경횡신경
Transverse cervical nerve

그림 3d   안면표층절단, 외측면

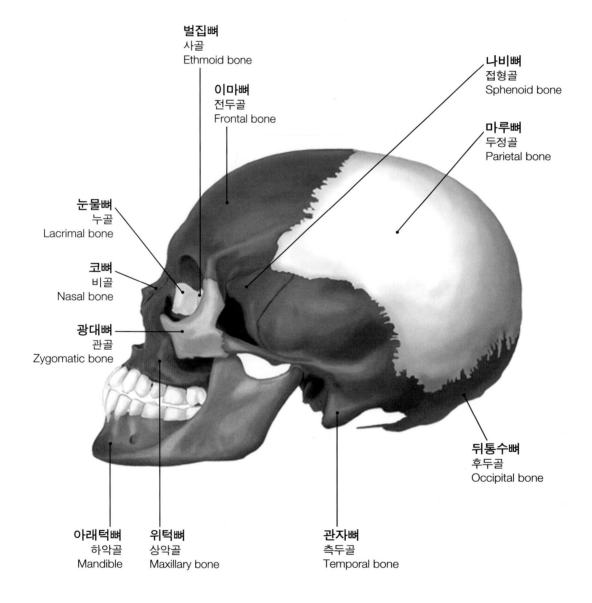

벌집뼈
사골
Ethmoid bone

이마뼈
전두골
Frontal bone

나비뼈
접형골
Sphenoid bone

마루뼈
두정골
Parietal bone

눈물뼈
누골
Lacrimal bone

코뼈
비골
Nasal bone

광대뼈
관골
Zygomatic bone

뒤통수뼈
후두골
Occipital bone

아래턱뼈
하악골
Mandible

위턱뼈
상악골
Maxillary bone

관자뼈
측두골
Temporal bone

그림 4a 색칠한 머리뼈(두개골), 가쪽면(외측면)

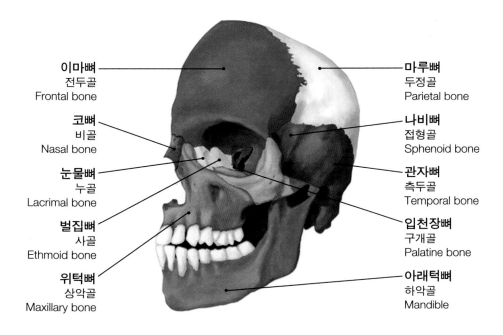

이마뼈
전두골
Frontal bone

코뼈
비골
Nasal bone

눈물뼈
누골
Lacrimal bone

벌집뼈
사골
Ethmoid bone

위턱뼈
상악골
Maxillary bone

마루뼈
두정골
Parietal bone

나비뼈
접형골
Sphenoid bone

관자뼈
측두골
Temporal bone

입천장뼈
구개골
Palatine bone

아래턱뼈
하악골
Mandible

그림 4b	색칠한 머리뼈(두개골), 앞가쪽면(전외측면)

마루뼈
두정골
Parietal bone

나비뼈
접형골
Sphenoid bone

뒷통수뼈
후두골
Occipital bone

관자뼈
측두골
Temporal bone

입천장뼈
구개골
Palatine bone

이마뼈
전두골
Frontal bone

이마뼈굴
전두동
Frontal sinus

볏돌기(계관)
벌집뼈 사골
Crista galli(ethmoid)

위코선반뼈(벌집뼈)
상비갑개(사골)
Superior nasal concha (ethmoid)

위턱뼈
상악골
Maxilla

아래턱뼈
하악골
Mandible

큰구멍
대후두공(대공)
Foramen magnum

아래코선반뼈
하비갑개
Inferior nasal concha

그림 4c	색칠한 머리뼈(두개골), 안쪽면(내측면)

마루뼈
두정골
Parietal bones

시상봉합
Sagittal suture

시옷봉합
람다봉합
Lambdoid suture

뒤통수뼈
후두골
Occipital bone

비늘봉합
인상봉합
Squamous suture

관자뼈
측두골
Temporal bone

바깥뒤통수뼈융기
외후두융기
External occipital
protuberance

꼭지돌기
유양돌기
Mastoid process

| 그림 5a | 성인두개골, 후면 |

시옷봉합(인자봉합)
람다봉합
Lambdoid suture

뒤통수뼈
후두골
Occipital bone

마루뼈
두정골
Parietal bones

시상봉합
Sagittal suture

관상봉합
Coronal suture

이마뼈
전두골
Frontal bone

광대뼈
관골
Zygomatic bone

| 그림 5b | 성인두개골, 상면 |

관상봉합
Coronal suture

위쪽관자선
상측두선
Superior temporal line

나비뼈
접형골 Sphenoid bone

마루뼈
두정골
Parietal bone

이마뼈
전두골 Frontal bone

눈확위구멍
안와상공
Supraorbital foramen

비늘봉합
인상봉합
Squamous suture

벌집뼈
사골 Ethmoid bone

관자뼈의 비늘부분
측두골의 인부
Squamous part of
temporal bone

이마코봉합
전비봉합
Frontonasal suture

코뼈
비골 Nasal bone

관자뼈의 광대돌기
측두골의 관골돌기
Zygomatic process of
temporal bone

눈물뼈의 코눈물뼈관
누골의 비루관
Nasolacrimal groove of
lacrimal bone

시옷봉합
람다봉합
Lambdoid suture

눈확아래구멍
안와하공
Infraorbital foramen

뒤통수뼈
후두골
Occipital bone

위턱뼈
상악골
Maxillary bone

바깥뒤통수뼈융기
외후두융기
External occipital protuberance

붓돌기
경상돌기
Styloid process

턱끝융기
이융기
Mental protuberance

턱끝구멍
이공 Mental foramen

꼭지돌기
유양돌기
Mastoid process

바깥귀길
외이도
External acoustic meatus

광대뼈
관골 Zygomatic bone

광대뼈의 관자돌기
관골의 측두돌기
Temporal process of zygomatic bone

그림 5c 성인두개골, 가쪽면(외측면)

앞니오목
절치와 Incisive fossa

큰입천장구멍
대구개공
Greater palatine foramen

임천장뼈
구개골 Palatine bone

위턱뼈
상악골 Maxillary bone

작은입천장구멍
소구개공 Lesser palatine foramen

안 · 바깥날개돌기
내 · 외측익상돌기
Medial and lateral
pterygoid processes

광대뼈
관골 Zygomatic bone

나비뼈
접형골 Sphenoid

광대활
관골궁
Zygomatic arch

아래턱뼈 오목
하악와 Mandibular fossa

보습뼈
서골 Vomer

목정맥구멍
경정맥공 Jugular foramen

타원구멍
난원공 Foramen ovale

붓돌기
경상돌기 Styloid process

뇌막동맥구멍
극공 Foramen spinosum

관자뼈
측두골 Temporal bone

목동맥관
경동맥관 Carotid canal

혀밑신경관
설하신경관 Hypoglossal canal

꼭지돌기
유양돌기 Mastoid process

관절융기오목
과관와 Condyloid fossa

파열구멍
파열공 Foramen lacerum

시옷봉합
람다봉합 Lambdoid suture

뒤통수관절융기
후두과 Occipital condyle

위목덜미선
상항선 Superior nuchal line

큰구멍
대후두공
Foramen magnum

바깥뒤통수뼈융기
외후두융기
External occipital protuberance

뒤통수뼈
후두골 Occipital bone

그림 5d 성인두개골, 하면(아래턱뼈 제거)

이마뼈
전두골 Frontal bone

마루뼈
두정골 Parietal bone

관상봉합
Coronal suture

눈확위구멍
안와상공
Supraorbital foramen

코뼈
비골 Nasal bone

관자뼈
측두골 Temporal bone

위눈확틈새
상안와열
Superior orbital fissure

나비뼈
접형골 Sphenoid bone

눈물뼈
누골 Lacrimal bone

중간코선반뼈
중비갑개
Middle nasal concha

광대뼈
관골
Zygomatic bone

광대뼈의 관자돌기
관골의 측두돌기
Temporal process of
zygomatic bone

눈확아래구멍
안와하공
Infraorbital foramen

꼭지돌기
유양돌기
Mastoid process

위턱뼈
상악골 Maxillary bone

턱끝구멍
이공 Mental foramen

아래코선반뼈
하비갑개 Inferior nasal concha

아래턱뼈
하악골 Mandible

턱끝융기
이융기
Montal protuberance

보습뼈
서골 Vomer

벌집뼈 수직판
사골의 수직판 Perpendicular plate of ethmoid bone

코뼈가운데막 코중격
비중격 Bony nasal septum

그림 5e 성인두개골, 전면

이마뼈
전두골 Frontal bone

눈확위패임
안와상절흔 Supraorbital notch

나비뼈
접형골
Sphenoid bone

벌집뼈
사골 Ethmoid bone

시각신경관
시신경관
Optic canal

위눈확틈새
상안와열
Superior orbital fissure

아래눈확틈새
하안와열
Inferior orbital fissure

코뼈
비골 Nasal bone

눈확아래고랑
안와하구
Infraorbital groove

광대뼈
관골 Zygomatic bone

위턱뼈
상악골 Maxillary bone

눈확아래구멍
안와하공 Infraorbital foramen

그림 5f 눈확(안와)복합체

앞침상돌기
전상돌기 Anterior clinoid process

벌집뼈의 볏돌기
사골의 계관 Crista galli of ethmoid bone

위눈확틈새
상안와열
Superior orbital fissure

앞머리뼈우묵
전두개와
Anterior cranial
fossa

시각신경구멍
시신경공
Optic canal

원형구멍
정원공
Foramen rotundum

뒤침상돌기
후상돌기
Posterior clinoid process

안장
터어키안
Sella turcica

중간머리뼈우묵
중두개와
Middle cranial
fossa

타원구멍
난원공
Foramen ovale

뇌막동맥구멍
극공
Foramen spinosum

파열구멍
파열공
Foramen lacerum

큰구멍
대후두공
Foramen magnum

뒷머리뼈우묵
후두개와
Posterior
cranial fossa

관자뼈의 바위부분
측두골의 암양부
Petrous part of temporal bone

속귀관 내이관
Internal acoustic canal

목정맥구멍
경정맥공
Jugular foramen

그림 6a   두개저, 도형적 상면

앞머리뼈우묵
전두개와
Anterior cranial fossa

중간머리뼈우묵
중두개와
Middle cranial fossa

볏돌기
계관 Crista galli

후각신경로
후삭 Olfactory tract

중간뇌수도관
중뇌수도
Aqueduct of midbrain

시각신경교차
시신경교차
Optic chiasm

대뇌동맥고리
대뇌동맥륜
Cerebral arterial circle

소뇌다리
소뇌각
Cerebral peduncle

아래둔덕
하구
Inferior colliculus

위둔덕
상구
Superior colliculus

뒷머리뼈우묵
후두개와
Posterior cranial fossa

그림 6b 두개저, 상면

앞 전 ANTERIOR

뇌머리뼈
뇌두개(두개골) Cranium(skull)

소성결합조직 및 뇌두개골막
Loose connective tissue and
periosteum of cranium

경질막
경막 Dura mater

머리덮개널힘줄
모상건막
Epicranial aponeurosis

거미막밑공간
지주막하강
Subarachnoid space

머리가죽
두피
Scalp

거미막
지주막
Arachnoid mater

연질막으로 덮인 대뇌겉질
연막으로 덮인 대뇌피질
Cerebral cortex covered
by pia mater

뒤 후 POSTERIOR

그림 6c   뇌막, 상면

아래시상정맥굴
하시상정맥동
Inferior sagittal sinus

대뇌낫
대뇌겸
Falx cerebri

위시상정맥굴
상시상정맥동
Superior sagittal sinus

시각신경
시신경 Optic nerve

후각신경로
후삭 Olfactory tract

이마뼈굴
전두동 Frontal sinus

볏돌기
계관 Crista galli

후각망울
후구 Olfactory bulb

셋째뇌실
제3뇌실
Third ventricle

소뇌천막
Tentorium cerebelli

뇌머리뼈
뇌두개 Cranium

경질막
경막 Dura mater

그림 6d 경막주름

눈확돌기
안와돌기
Orbital process

벌집능선
사골능
Ethmoidal crest

수직판
Perpendicular plate

코선반능선
비갑개능
Conchal crest

수평판
Horizontal plate

그림 7a-b 입천장뼈(구개골), 내·외측면

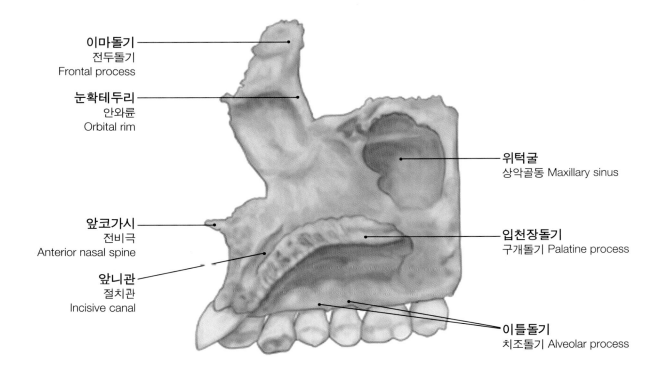

이마돌기
전두돌기
Frontal process

눈확테두리
안와륜
Orbital rim

위턱굴
상악골동 Maxillary sinus

앞코가시
전비극
Anterior nasal spine

앞니관
절치관
Incisive canal

입천장돌기
구개돌기 Palatine process

이틀돌기
치조돌기 Alveolar process

그림 7c 오른쪽위턱뼈 안쪽면(우측상악골, 내측면)

이가난 일차치아
봉출된 일차치아
Erupted primary teeth

간니발달로 인하여 침식된 위턱뼈
영구치발달로 인하여 침식된 상악골
Maxillary bone eroded to show developing permanent teeth

간니발달로 인해 침식된 아래턱뼈
영구치 발달로 인하여 침식된 하악골
Mandible eroded to show developing permanent teeth

제1~2 큰어금니
첫째와 둘째대구치
First and second molars

그림 7d 노출된 나지 않은 치아가 보이는 아래턱뼈와 위턱뼈(노출된 미봉출치아가 보이는 하악골과 상악골)

대뇌다리
대뇌각 Cerebral peduncle

도르래신경
활차신경 Trochlear nerve(NIV)

삼차신경
Trigeminal nerve(V)

다리뇌
교뇌 Pons

얼굴 및 안뜰달팽이신경
안면(VII) 및 전정와우신경(VIII)
Facial(VII) and vestibulocochlear
(VIII) nerves

갓돌림신경
외전신경 Abducens nerve(VI)

혀인두신경, 미주신경, 더부신경
설인신경, 미주신경, 부신경
Roots of glossopharyngeal, vagus, and accessory
nerves(IX, X, XI)

혀밑신경
설하신경
Root of hypoglossal nerve(XII)

뒤대뇌동맥
후대뇌동맥 Posterior cerebral artery

아래둔덕
하구 Inferior colliculus

위
상 Superior

중간
중 Middle

아래
하 Inferior

작은뇌다리
소뇌각
Cerebellar peduncles

작은뇌
소뇌 Cerebellum

숨골
연수(수뇌) Medulla oblongata

그림 8a 뇌줄기(뇌간), 외측면

위둔덕
상구 Superior colliculus

도르래신경
활차신경 Trochlear nerve(IV)

위
상 Superior

작은뇌다리
소뇌각
Cerebellar peduncles

중간
중 Middle

아래
하 Inferior

아래둔덕
하구 Inferior colliculus

그림 8b 뇌줄기(뇌간), 후면

네둔덕체
사구체
Corpora
quadrigemina

위둔덕
상구
Superior colliculi

아래둔덕
하구
Inferior colliculi

도르래신경
활차신경(IV)
Trochlear nerve(IV)

작은뇌다리
소뇌각
Cerebral peduncle

위작은뇌다리
상소뇌각
Superior cerebellar peduncle

넷째뇌실
제4뇌실 Fourth ventricle

넷째뇌실바닥의 그물체
제4뇌실바닥의 망상체
Reticular formation in floor of fourth ventricle

그림 8c 가운데뇌, 뒷면

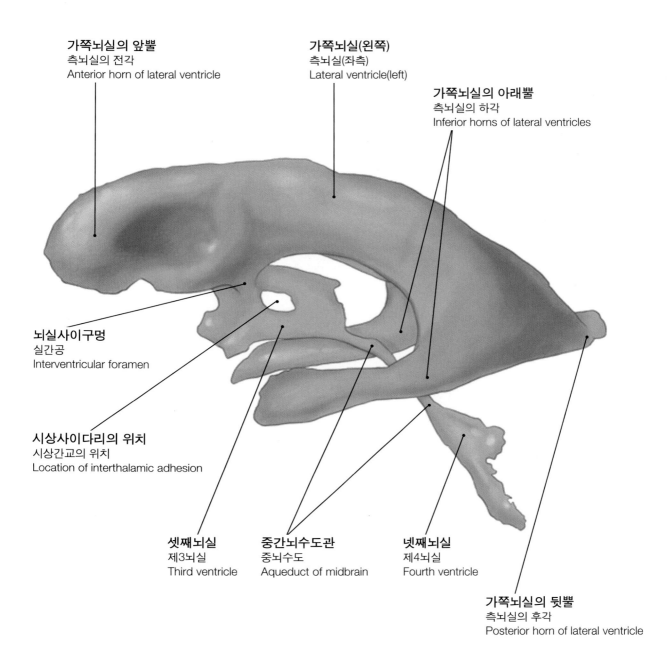

가쪽뇌실의 앞뿔
측뇌실의 전각
Anterior horn of lateral ventricle

가쪽뇌실(왼쪽)
측뇌실(좌측)
Lateral ventricle(left)

가쪽뇌실의 아래뿔
측뇌실의 하각
Inferior horns of lateral ventricles

뇌실사이구멍
실간공
Interventricular foramen

시상사이다리의 위치
시상간교의 위치
Location of interthalamic adhesion

셋째뇌실
제3뇌실
Third ventricle

중간뇌수도관
중뇌수도
Aqueduct of midbrain

넷째뇌실
제4뇌실
Fourth ventricle

가쪽뇌실의 뒷뿔
측뇌실의 후각
Posterior horn of lateral ventricle

그림 9 뇌실주형, 가쪽면

띠이랑
대상회 Cingulate gyrus

뇌들보
뇌량 Corpus callosum

마루엽을 엎고 있는 뇌막
두정엽을 덮고 있는 뇌막
Cranial meninges covering parietal lobe

가쪽뇌실
측뇌실 Lateral ventricle

위시상정맥굴
상시상정맥동
Superior sagittal sinus

이마엽
전두엽 Frontal lobe

뇌활
뇌궁 Fornix

이마뼈굴
전두동 Frontal sinus

시상
Thalamus

시각신경교차
시신경교차 Optic chiasm

유두체
Mamillary body

중간코선반뼈
중비갑개
Middle nasal concha

네둔덕체
사구체
Corpora quadrigemina

뇌하수체
Pituitary gland

뒤통수엽
후두엽 Occipital lobe

아래코선반뼈
하비갑개
Inferior nasal concha

넷째뇌실
제4뇌실 Fourth ventricle

나비뼈굴
접형골동
Sphenoidal sinus

작은뇌
소뇌 Cerebellum

다리뇌
교뇌 Pons

숨뇌
연수 Medulla oblongata

큰구멍모서리가장자리
대후두공연
Margin of foramen magnum

후두덮개
후두개 Epiglottis

기관
Trachea

식도
Esophagus

척수
Spinal cord

거미막밑공간
지주막하강
Subarachnoid space

경질막
경막 Dura mater

그림 10a 두부와 경부를 경위하는 정중시상단면

가쪽뇌실
측뇌실 Lateral ventricles

대뇌세로틈
대뇌종열 Longitudinal fissure

뇌들보
뇌량 Corpus callosum

속섬유막의 투사섬유
내낭의 투사섬유
Projection fibers of internal capsule

꼬리핵
미상핵 Caudate nucleus

뇌실사이구멍
실간공
Interventricular foramen

조가비핵
피각 Putamen

섬
도 Insula

투명사이막 투명중격
Septum pellucidum

창백핵
담창구
Globus pallidus

관자엽
측두엽 Temporal lobe

왼시상
좌측시상 Left thalamus

대뇌다리
대뇌각
Cerebral peduncle

셋째뇌실
제3뇌실 Third ventricle

작은뇌
소뇌 Cerebellum

흑색질
흑질 Substantia nigra

뇌활
뇌궁
Fornix

중간뇌수도관
중뇌수도
Aqueduct of midbrain

다리뇌의 가로섬유
교뇌의 횡섬유
Transverse fibers of pons

숨뇌
연수 Medulla oblongata

다리뇌
교뇌 Pons

그림 10b   중간뇌(중뇌)와 다리뇌(교뇌) 위치에서 뇌를 경유하는 겨드랑단면(액와단면)

벌집뼈의 체판
사골의 사판 Cribriform plate of ethmoid bone

안쪽곧은근
내측직근 Medial rectus muscle

바깥곧은근
외측직근 Lateral rectus muscle

시각신경
시신경 Optic nerve

벌집뼈미로
사골미로
Ethmoidal labyrinth

중간뇌
중뇌 Mesencephalon

중간뇌수도관
중뇌수도
Aqueduct of midbrain

아래시상정맥굴
하시상정맥동
Inferior sagittal sinus

오른 안목동맥
우측경동맥
Right internal carotid artery

바닥동맥
뇌저동맥 Basilar artery

대뇌다리
대뇌각 Cerebral peduncle

작은뇌(앞엽)
소뇌(전엽)
Cerebellum(anterior lobe)

작은뇌천막
소뇌천막
Tentorium cerebelli

대뇌뒤통수엽
대뇌후두엽
Occipital lobe of cerebrum

대뇌낫
대뇌겸 Falx cerebri

가쪽뇌실꼭대기
측뇌실첨
Tip of lateral ventricle

위시상정맥굴
상시상정맥동
Superior sagittal sinus

그림 11 두부를 경유하는 수평면

섬
도 Insula

렌즈핵
Lentiform nucleus

꼬리핵
미상핵 Caudate nucleus

뇌들보
뇌량 Corpus callosum

가쪽뇌실
측뇌실 Lateral ventricle

투명사이막
투명중격 Septum

뇌활
뇌궁 Fornix pellucidum

속섬유막
내낭 Internal capsule

셋째뇌실
제3뇌실 Third ventricle

속섬유막
내낭 Internal capsule

가쪽뇌실
측뇌실 Lateral ventricle

시상
Thalamus

작은뇌
소뇌 Cerebellum

솔방울샘
송과체 Pineal gland

그림 12   뇌를 경유하는 수평면

대뇌세로틈새
대뇌종열
Longitudinal fissure

뇌들보
뇌량 Corpus callosum

오른대뇌반구
우대뇌반구
Right cerebral hemisphere

앞
전 ANTERIOR

뒤
후 POSTERIOR

왼대뇌반구
좌대뇌반구
Left cerebral hemisphere

작은뇌
소뇌 Cerebellum

그림 13a 뇌의 표면해부학, 상면

이마엽
전두엽 Frontal lobe

대뇌세로틈새
대뇌종열 Longitudinal fissure

가쪽틈새
외측열 Lateral fissure

숨뇌
연수 Medulla oblongata

관자엽
측두엽 Temporal lobe

작은뇌
소뇌 Cerebellum

그림 13b   뇌의 표면해부학, 전면

마루엽
두정엽 Parietal lobe

대뇌세로틈새
대뇌종열 Longitudinal fissure

뒤통수엽
후두엽 Occipital lobe

왼큰뇌반구
좌대뇌반구
Left cerebral hemisphere

숨뇌
연수 Medulla oblongata

작은뇌반구
소뇌반구 Cerebellar hemispheres

그림 13c 뇌의 표면해부학, 후면

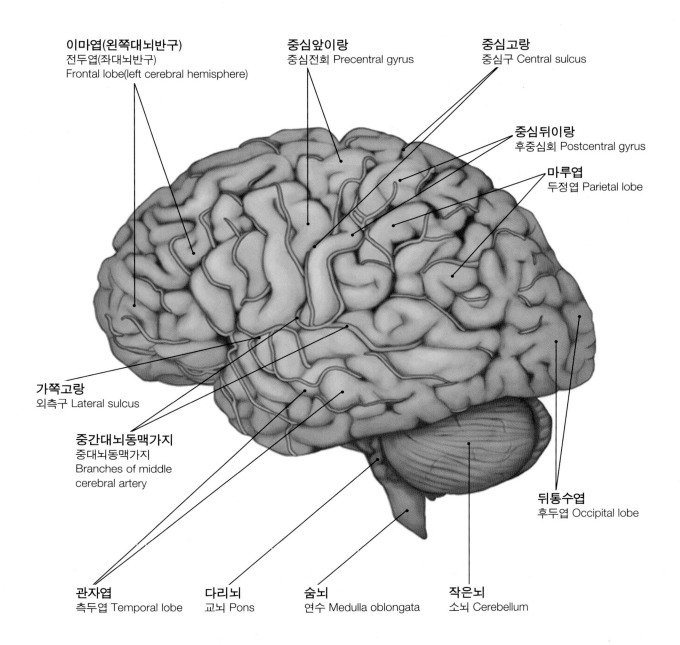

이마엽(왼쪽대뇌반구)
전두엽(좌대뇌반구)
Frontal lobe(left cerebral hemisphere)

중심앞이랑
중심전회 Precentral gyrus

중심고랑
중심구 Central sulcus

중심뒤이랑
후중심회 Postcentral gyrus

마루엽
두정엽 Parietal lobe

가쪽고랑
외측구 Lateral sulcus

중간대뇌동맥가지
중대뇌동맥가지
Branches of middle
cerebral artery

뒤통수엽
후두엽 Occipital lobe

관자엽
측두엽 Temporal lobe

다리뇌
교뇌 Pons

숨뇌
연수 Medulla oblongata

작은뇌
소뇌 Cerebellum

그림 13d　뇌의 표면해부학, 외측면

앞대뇌동맥
전대뇌동맥 Anterior cerebral arteies

앞교통동맥
전교통동맥
Anterior communicating artery

위작은뇌동맥
상소뇌동맥
Superior cerebellar artery

뇌바닥동맥
뇌저동맥
Basilar artery

뒤교통동맥
후교통동맥
Posterior communicating artery

뒤대뇌동맥
후대뇌동맥
Posterior cerebral artery

왼속목동맥
좌내경동맥
Left internal carotid artery

다리뇌
교뇌 Pons

앞아래작은뇌동맥
전하소뇌동맥
Anterior cerebellar artery

척추동맥
추골동맥
Vertebral arteries

숨뇌
연수 Medulla oblongata

그림 14　뇌의 하표면위의 동맥

눈꺼풀올림근
상안검거근 Levator palpebrae superioris muscle

눈물샘
누선 Lacrimal gland

안구
Eyeball

위빗근
상사근
Superior oblique muscle

위곧은근
상직근 Superior rectus muscle

도르래신경
활차신경(IV)
Trochlear nerve(IV)

삼차신경(V)의 지각지
Sensory branches of V

갓돌림신경
외전신경(VI)
Abducens nerve(VI)

시각신경
시신경(II)
Optic nerve(II)

속목동맥
내경동맥 internal carotid artery

눈돌림신경
동안신경(III)
Oculomotor nerve (III)

가쪽곧은근
외측직근(반전) Lateral rectus muscle(reflected)

그림 15a   안구의 부속구조물, 상면

가쪽곧은근
외측직근
Lateral rectus muscle

안쪽곧은근
내측직근
Medial rectus muscle

벌집뼈미로
사골봉소
Ethmoidal air cell

머리뼈안
두개강 Cranial cavity

이마굴
전두동 Frontal sinus

오른안구
우측안구 Right eye

렌즈
수정체 Lens

위코선반뼈
상비갑개 Superior nasal concha

위콧길
상비도 Superior meatus

중간코선반뼈
중비갑개 Middle nasal concha

중간콧길
중비도 Middle meatus

위턱뼈굴
상악골동 Mamillary sinus

아래코선반뼈
하비갑개 Inferior nasal concha

아래콧길
하비도 Inferior meatus

단단한 입천장뼈
경구개 Hard palate

코중격
비중격
Nasal
septum

벌집뼈의 수직판
사골의 수직판
Perpendicular
plate of ethmoid bone

보습뼈
서골 Vomer

아래턱뼈
하악골 Mandible

혀
Tongue

그림 15b 얼굴(안면)을 경유하는 이마면(전두) 단면

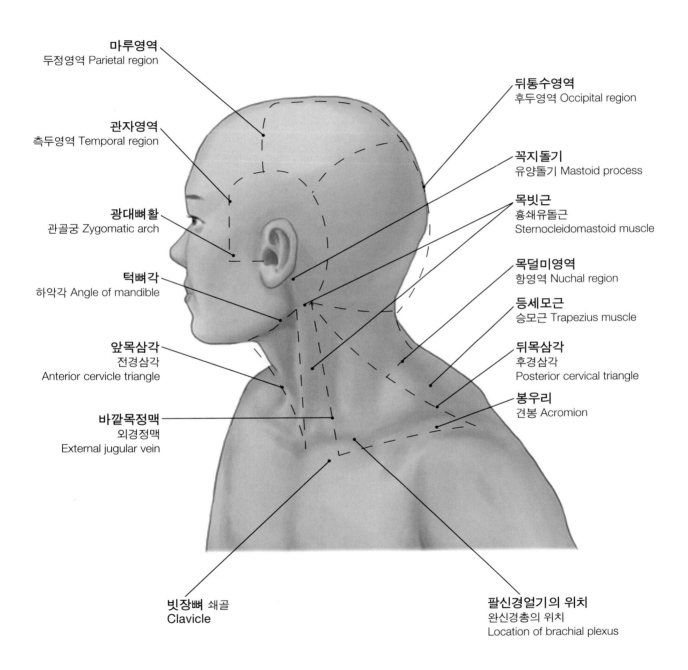

마루영역
두정영역 Parietal region

뒤통수영역
후두영역 Occipital region

관자영역
측두영역 Temporal region

꼭지돌기
유양돌기 Mastoid process

목빗근
흉쇄유돌근
Sternocleidomastoid muscle

광대뼈활
관골궁 Zygomatic arch

목덜미영역
항영역 Nuchal region

턱뼈각
하악각 Angle of mandible

등세모근
승모근 Trapezius muscle

앞목삼각
전경삼각
Anterior cervicle triangle

뒤목삼각
후경삼각
Posterior cervical triangle

봉우리
견봉 Acromion

바깥목정맥
외경정맥
External jugular vein

빗장뼈 쇄골
Clavicle

팔신경얼기의 위치
완신경총의 위치
Location of brachial plexus

그림 16   후경삼각

아래턱뼈
하악골 Mandible

깨물근
교근 Masseter muscle

두힘살근
악이복근(후복)
Digastric muscle(posterior belly)

귀밑샘
이하선 Parotid salivary gland

턱밑샘
악하선
Submandibular
salivary gland

목뿔뼈
설골 Hyoid bone

어깨목뿔근
견갑설골근(상복)
Omohyoid muscle
(superior belly)

온목동맥 총경동맥
Common carotid
artery

복장목뿔근
흉골설골근
Sternohyoid muscle

복장방패근
흉골갑상근
Sternothyroid muscle

빗장뼈머리
쇄골두
Clavicular head

목빗근
흉쇄유돌근
Sternocleido
mastoid
muscle

복장뼈머리
흉골두
Sternal head

바깥목정맥
외경정맥
External jugular vein

어깨위신경
견갑상신경
Suprascapular nerve

어깨위동맥
견갑상동맥
Suprascapular artery

림프절
Lymph nodes

얼굴정맥
안면정맥 Facial vein

바깥목동맥
외경동맥
External carotid artery

목신경얼기
경신경총 Cervical plexus

등세모근
승모근 Trapezius muscle

중간목갈비근
중사각근
Middle scalene muscle

목가로동맥
횡경동맥
Transverse cervical artery

큰가슴근
대흉근
Pectoralis major muscle

빗장뼈
쇄골 Clavicle

그림 17a 목(경부)의 얕은층(천층)구조, 앞가쪽면(전외측면)

광대뼈 활
관골궁 Zygomatic arch

관자근
측두근Temporalis muscle

바깥목동맥
외경동맥 External carotid artery

두힘살근
악이복근(후복)
Digastric muscle(posterior belly)

아래턱뼈
하악골(절단) Mandible (cut)

붓혀근
경돌설근
Styloglossus muscle

혀신경
설신경 Lingual nerve

혀밑샘
설하선
Sublingual salivary gland

얼굴동맥
안면동맥 Facial artery

두힘살근
악이복근(전복)
Digastric muscle(anterior belly)

목뿔뼈
설골 Hyoid bone

위갑상샘동맥
상갑상선동맥
Superior thyroid artery

복장목뿔근
흉골설골근
Sternohyoid muscle

어깨목뿔근
견갑설골근(상복)
Omohyoid muscle
(superior belly)

온목동맥
총경동맥
Common carotid artery

갑상샘
갑상선 Thyroid gland

목신경고리
경신경고리
Ansa cervicalis

큰귓바퀴신경
대이개신경
Great auricular nerve

작은뒤통수신경
소후두신경
Lesser occipital nerve

머리널판근
두판상근
Splenius capitis muscle

속목정맥
내경정맥
Internal jugular vein

목신경
경신경 Cervical nerves

등세모근
승모근 Trapezius muscle

어깨올림근
견갑거근
Levator scapulae muscle

빗장뼈
쇄골 Clavicle

중간목갈비근
중사각근
Middle scalene muscle

어깨목뿔근
견갑설골근(하복)
Omohyoid muscle(inferior belly)

그림 17b 목(경부)의 깊은(심부) 구조, 가쪽면(외측면)

방패연골
갑상연골 Thyroid cartilage

반지연골
윤상연골 Cricoid cartilage

갑상샘
갑상선 Thyroid gland

온목동맥
총경동맥
Common carotid artery

아래갑상샘정맥
하갑상선정맥
Inferior thyroid veins

팔머리동맥줄기
완두동맥간
Brachiocephalic trunk

빗장밑정맥
쇄골하정맥
Subclavian vein

오른팔머리정맥
우완두정맥
Right brachiocephalic vein

복장뼈자루
흉골병(절단)
Manubrium of sternum(cut)

그림 17c 목(경부)의 깊은(심부) 구조, 앞쪽면(전면)

큰구멍
대후두공
Foramen magnum

고리뼈(앞고리)
환추(C₁)(전궁)
Atlas (C₁) (anterior arch)

아래코선반뼈
하비갑개
Inferior nasal concha

소뇌나무
소뇌활수
Arbor vitae of cerebellum

맥락얼기
맥락총 Choroid plexus

후두인두
Laryngopharynx

척수
Spinal cord

기관연골
Tracheal cartilages

척추의 가시돌기
척추의 극돌기
Spinous processes of
vertebrae

식도
Esophagus

기관
Trachea

단단한입천장뼈
경구개 Hard palate

부드러운입천장뼈
연구개 Soft palate

목젖
구개수 Uvula

코인두
비인두 Nasopharynx

아래턱뼈
하악골 Mandible

입인두
구인두 Oropharynx

목뿔뼈
설골 Hyoid bone

후두덮개
후두개 Epiglottis

안뜰주름
실주름 Ventricular fold

성대주름
Vocal fold

방패연골
갑상연골 Cricoid cartilage

바깥목정맥
외경정맥
External jugular vein

오른온목동맥
우총경동맥
Right common carotid artery

복장뼈몸통
흉골체 Body of sternum

복장뼈자루
흉골벽 Manubrium of sternum

대동맥활
대동맥궁 Aortic arch

가슴막안공간
흉막강
Pleural cavity

왼팔머리정맥
좌완두정맥
Left brachiocephalic vein

그림 18 머리와 목을 경유하는 정중시상단면

목척수
경수 Cervical spinal cord

C8의 뿌리가지
C8의 근지
Rootlets of C8

경질막
경막
Dura mater

T4와 T5의 뒤뿌리척수신경절
T4와 T5의 후근신경절
Dorsal root ganglia of T4 and T5

그림 19 척수의 목과 가슴, 후면

뒤결절
후결절 Posterior tubercle

뒤고리
후궁
Posterior arch

가로돌기구멍
횡돌기공
Transverse foramen

가로돌기
횡돌기
Transverse process

갈비뼈돌기
늑골돌기
Costal process

앞고리
전궁 Anterior arch

위관절면
상관절와
Superior articular facet

척추뼈구멍
추공
Verbebral foramen

위관절돌기
상관절돌기
Superior articular process

치아돌기관절면
치돌기와
Facet for dens

앞결절
전결절
Anterior tubercle

그림 20a　고리뼈(환추), 상면

뒤결절
후결절 Posterior tubercle

뒤고리
후궁
Posterior arch

가로돌기구멍
횡돌기공
Transverse foramen

가로돌기
횡돌기
Transverse process

갈비뼈돌기
늑골돌기
Costal process

아래관절면
하관절와
Inferior articular facet

척추뼈구멍
추공
Verbebral foramen

치아돌기관절면
치돌기와
Facet for dens

앞결절
전결절
Anterior tubercle

그림 20b　고리뼈(환추), 하면

가시돌기
극돌기 Spinous process

척추뼈고리판
추궁판 Lamina

척추뼈구멍
추공
Verbebral foramen

가로돌기구멍
횡돌기공 Transverse foramen

가로돌기
횡돌기 Transverse process

척추뼈몸통
추체 Vertebral body

위관절면
상관절와
Superior articular facet

위관절돌기
상관절돌기
Superior articular process

치아돌기
치돌기 Dens

그림 20c 중쇠뼈(축추), 상면

척추뼈고리판
추궁판 Lamina

아래관절돌기
하관절돌기
Inferior articular process

아래관절면
하관절와
Inferior articular facet

가로돌기
횡돌기 Transverse process

가로돌기구멍
횡돌기공
Transverse foramen

위관절돌기
상관절돌기
Superior articular process

가시돌기
극돌기 Spinous process

척추뼈구멍
추공
Verbebral foramen

척추뼈몸통
추체 Vertebral body

척추뼈고리뿌리
추궁근 Pedicle

그림 20d 중쇠뼈(축추), 하면

치아돌기
치돌기 Dens

중쇠뼈치아돌기의 관절면
축추치돌기의 관절와
Articular facet for dens of axis

고리뼈
환추(C₁)
Atlas (C₁)

중쇠뼈
축추(C₂)
Axis (C₂)

그림 20e 고리뼈(환추)와 중쇠뼈(축추)의 관절, 위와 아래면

위관절돌기
상관절돌기
Superior articular process

가로돌기
횡돌기
Transverse process

척추뼈고리판
추궁판 Lamina

가시돌기
극돌기 Spinous process

그림 21a 등뼈(흉추), 후면

갈비뼈결절
늑골결절
Tubercle (tuberculum) of rib

가로돌기관절면
횡돌기관절와
Transverse articular facet

갈비오목
늑골와 Costal facet

갈비뼈각
늑골각 Angle

갈비뼈각
늑골각 Angle

갈비뼈머리(작은머리)
늑골두(소두)
Head (Capitulum)

척추뼈끝
추골단 Vertebral end

| 그림 21b | 등뼈(흉추)와 갈비뼈(늑골), 상면 |

속관절능선
내관절능 Interarticular crest

아래갈비뼈면
하늑골와 Inferior costal facet

갈비뼈머리
늑골두 Head

갈비뼈목
늑골경 Neck

결절관절면
결절관절와
Articular facet of tubercle

Body

갈비뼈고랑
늑골구 Costal groove

갈비뼈각
늑골각 Angle

| 그림 21c | 전형적 갈비뼈(늑골), 후면 |

위관절돌기
상관절돌기 Superior articular process

척추뼈고리뿌리
추궁근 Pedicle

척추뼈몸통
추체 Vertebral body

가시돌기
극돌기
Spinous process

아래관절면
하관절와 Inferior articular facet

가로돌기
횡돌기 Transverse process

그림 22a 허리뼈(요추), 외측면

위관절면
상관절와
Superior articular facet

척추뼈고리판
추궁판 Lamina

척추뼈고리뿌리
추궁근 Pedicle

척추뼈구멍 추공
Vertebral foramen

척추뼈몸통
추체 Vertebral body

가시돌기
극돌기 Spinous process

위관절돌기
상관절돌기 Superior articular process

가로돌기
횡돌기 Transverse process

그림 22b 허리뼈(요추), 상면

척수원뿔
척수원추
Conus medullaris of spinal cord

말총
마미 Cauda equina

L₂와 L₃의 뒤뿌리
척수신경절
L₂와 L₃의 후근신경절
Dorsal root ganglia of L₂ and L₃

경질막
경막 Dura mater

제1엉치뼈신경뿌리
제1천골신경근
1st sacral nerve root

엉치뼈
천골(절단) Sacrum (cut)

종말끈
종사 Filum terminale

그림 23a 척주의 하부, 후면

제3허리뼈몸통
제3요추체
Body of 3rd lumbar vertebra

경질막
경막 Dura mater

경질막위공간
경막상강 Epidural space

가시사이인대
극간인대
Interspinous ligament

거미막밑공간내말총
지주막하강내마미
Cauda equina in subarachnoid space

종말끈
종사
Filum terminale

그림 23b　시상단면에서 본 허리뼈뚫기위치(요추천자위치)

작은광대뼈근
소관골근 Zygomaticus minor muscle

큰광대뼈근
대관골근 Zygomaticus major muscle

입둘레근
구륜근 Oribicularis oris muscle

어깨목뿔근
견갑설골근 Omohyoid muscle

복장목뿔근
흉골설골근 Sternohyoid muscle

목빗근
흉쇄유돌근 Sternocleidomastoid muscle

큰가슴근(빗장뼈머리)
대흉근(쇄골두)
Pectoralis major muscle
(clavicular head)

큰가슴근(복장갈비뼈머리)
대흉근(흉늑두)
Pectoralis major muscle
(sternocostal head)

그림 24 어깨(견부)와 목부위(경부), 앞면(전면)

어깨뼈
견갑골 Scapula

빗장뼈
쇄골 Clavicle

복장빗장관절
흉쇄관절
Sternoclavicular joint

어깨빗장관절
견쇄관절
Acromioclavicular joint

복장뼈자루
흉골병
Manubrium of sternum

그림 25a 우측흉부와 상지대의 뼈, 상면

갈비빗장인대
늑쇄인대
Costoclavicular ligament

제1갈비뼈
제1늑골
1st rib

앞복장빗장인대
전흉쇄인대
Anterior sternoclavicular ligament

빗장뼈의 복장뼈끝
쇄골의 흉골단
Sternal end of clavicle

빗장뼈
쇄골 Clavicle

빗장뼈사이인대
쇄골간인대
Interclavicular ligament

빗장밑근
쇄골하근
Subclavius muscle

갈비연골
늑연골
Costal cartilages

제2갈비뼈
제2늑골
2nd rib

복장뼈자루
흉골병
Manubrium of sternum

그림 25b 복장빗장관절(흉쇄관절)

빗장뼈의 봉우리끝
쇄골의 견봉단
Acromial end of clavicle

위팔두갈래근
상완이두근 Biceps brachii muscle

어깨세모근
삼각근 Deltoid muscle

위팔근
상완근 Brachialis muscle

큰원근
대원근 Teres major muscle

위팔두갈래근의 힘줄
상완이두근의 건
Tendon of biceps brachii

위팔세갈래근 긴갈래
상완삼두근 장두
Triceps brachii muscle,
long head

위팔노근
완요골근 Brachioradialis muscle

긴노쪽손목폄근
장요측수근신근
Extensor carpi radialis longus muscle

위팔세갈래근 가쪽머리
상완삼두근, 외측두
Triceps brachii muscle,
lateral head

짧은노쪽손목폄근
단요측수근신근
Extensor carpi radialis brevis muscle

위팔뼈의 가쪽위관절융기
상완골의 외측상과
Lateral epicondyle of humerus

팔꿈치머리
주두 Olecranon

팔꿈치근
주근 Anconeus muscle

손가락폄근
지신근 Extensor digitorum muscle

자뼈머리
척골두 Head of ulna

노뼈의 붓돌기
요골의 경상돌기
Styloid process of radius

그림 26a 오른쪽 위팔과 몸통, 가쪽면

큰원근
대원근 Teres major muscle

어깨뼈가시
견갑극 Spine of scapula

가시아래근
극하근 Infraspinatus muscle

위팔세갈래근 긴갈래
상완삼두근 장두
Triceps brachii muscle, long head

어깨뼈의 척추가장자리
견갑골의 추골면
Vertebral border of scapula

어깨뼈의 아래각
견갑골의 하각
Inferior angle of scapula

위팔세갈래근 안쪽머리
상완삼두근, 내측두
Triceps brachii muscle, medial head

위팔세갈래근의 정지힘줄
상완삼두근의 정지건
Tendon of insertion of triceps brachii

위팔뼈의 안쪽위관절융기
상완골의 내측상과
Medial epicondyle of humerus

자뼈신경의 촉지부위
척골신경의 촉지부위
Site of palpation for ulnar nerve

팔꿈치머리
주두 Olecranon

팔꿈치근
주근 Anconeus muscle

겨드랑신경의 위치
액와신경의 위치
Site of axillary nerve

위팔세갈래근, 가쪽머리
상완삼두근, 외측두
Triceps brachii muscle, lateral head

위팔노근
완요골근
Brachioradialis muscle

긴노쪽손목폄근
장요측수근신근
Extensor carpi radialis longus muscle

자쪽손목폄근
척측수근신근
Extensor carpi ulnaris muscle

자쪽손목굽힘근
척측수근굴근
Flexor carpi ulnaris muscle

팔꿈치근
주근
Extensor digitorum muscle

짧은노쪽손목폄근
단요측수근신근
Extensor carpi radialis brevis muscle

그림 26b   오른쪽 위팔과 몸통, 후면

어깨세모근
삼각근 Deltoid muscle

노쪽피부정맥
요측피부정맥 Cephalic vein

위팔두갈래근
상완이두근
Biceps brachii muscle

노쪽피부정맥
요측피부정맥 Cephalic vein

위팔노근
완요골근
Brachioradialis muscle

아래팔중간피정맥
전완정중피정맥
Median antebrachial vein

큰가슴근
대흉근
Pectoralis major muscle

부리위팔근
오훼완근
Coracobrachialis muscle

위팔세갈래근, 긴갈래
상완삼두근, 장두
Triceps brachii muscle,
long head

자쪽피부정맥
척측피부정맥 Basilic vein

팔오금중간정맥
주정중피정맥
Median cubital vein

그림 26c 오른쪽 위팔과 몸통, 가쪽면

관절면
관절와 Glenoid cavity

어깨세모근
삼각근 Deltoid muscle

가시아래근
극하근 Infraspinatus muscle

위팔뼈머리
상완골두
Head of humerus

어깨밑근
견갑하근
Subscapularis muscle

관절테두리
관절순 Glenoid labrum

관절주머니
관절낭 Articular capsule

겨드랑정맥
액와정맥 Axillary vein

큰결절
대결절 Greater tubercle

큰가슴근
대흉근
Pectoralis major muscle

결절사이고랑
결절간구
Intertubercular groove

작은결절
소결절 Lesser tubercle

노쪽피부피정맥
요측피정맥 Cephalic vein

그림 26d   오른쪽어깨(우측견부)를 경유한 수평단면

어깨세모근
삼각근 Deltoid muscle

위팔세갈래근의 가쪽갈래
상완삼두근의 외측두
Lateral head of triceps brachii muscle

위팔세갈래근의 힘줄
상완삼두근의 건
Tendon of triceps brachii muscle

위팔세갈래근의 긴갈래
상완삼두근의 장두
Long head of triceps brachii muscle

큰원근
대원근 Teres major muscle

넓은등근
광배근(반전)
Latissimus dorsi muscle(reflected)

위팔세갈래근의 안쪽갈래
상완삼두근의 내측두
Medial head of triceps brachii muscle

가시아래근
극하근
Infraspinatus muscle

작은원근
소원근
Teres minor muscle

그림 27a 오른쪽어깨(우측견부)의 표층절개, 후면

부리위팔근
오훼완근
Coracobrachialis muscle

어깨세모근
삼각근 Deltoid muscle

정중신경
Median nerve

겨드랑신경
액와신경 Axillary nerve

위팔세갈래근의 긴갈래
상완삼두근의 장두
Long head of triceps brachii muscle

근육피부신경
근피신경
Musculocutaneous nerve

위팔두갈래근
상완이두근
Biceps brachii muscle

작은가슴근
소흉근
Pectoralis minor muscle

위팔세갈래근의
가쪽갈래
상완삼두근의 외측두
Lateral head of
triceps brachii muscle

가쪽신경다발
외측신경속 Lateral cord

뒤쪽신경다발
후신경속 Posterior cord

정중신경다발
정중신경속 Medial cord

위팔세갈래근의
안쪽갈래
상완삼두근의 내측두
Medial head of triceps
brachii muscle

안쪽위팔피부신경
내측상완피신경
Medial brachial
cutaneous nerve

자뼈신경
척골신경
Ulnar nerve

어깨뼈밑근
견갑하근
Subscapularis muscle

가슴등신경
흉배신경
Thoracodorsal nerve

안쪽아래팔피부신경
내측전완피신경
Medial antebrachial cutaneous nerve

큰원근
대원근
Teres major muscle

넓은등근
광배근
Latissimus dorsi muscle

그림 27b 오른쪽팔신경얼기(우측완신경총)의 깊은층(심층) 절개

어깨세모근
삼각근 Deltoid muscle

빗장뼈
쇄골(절단 및 제거)
Clavicle, cut and removed

목신경얼기
경신경총 Cervical plexus

온목동맥
총경동맥 Common carotid artery

목빗근(복장뼈머리)
흉쇄유돌근(흉골두)
Sternocleidomastoid
musc sternal head

근육피부신경
근피신경
Musculocutaneous nerve

겨드랑신경
액와신경 Axillary artery

정중신경
Median nerve

팔신경얼기
완신경총(C5.T1)
Brachial plexus (C5.T1)

노신경
요골신경 Radial nerve

목빗근(빗장뼈머리)
흉쇄유돌근(쇄골두)
Sternocleidomastoid musc
clavicular head

위팔두갈래근, 긴갈래
상완이두근, 장두
Biceps brachii muscle,
long head

빗장밑동맥
쇄골하동맥
Subclavian artery

위팔두갈래근, 짧은갈래
상완이두근, 단두
Biceps brachii muscle,
short head

큰가슴근
대흉근(절단및 제거)
Pectoralis major muscle
(cut and reflected)

부리위팔근
오훼완근
Coracobrachialis muscle

정중신경
Median nerve

위팔동맥
상완동맥
Brachial artery

피부 Skin

그림 27c 신경과 혈관, 오른쪽 겨드랑부분(우측액와부)

위팔두갈래근
상완이두근 Biceps brachii muscle

노쪽손목굽힘근
요측수근굴근
Flexor carpi
radialis muscle

노동맥
요골동맥 Radial artery

위팔동맥
상완동맥 Brachial artery

아래자쪽곁동맥
하척측측부동맥
Inferior ulnar collateral artery

자동맥
척골동맥 Ulnar artery

노동맥
요골동맥 Radial artery

긴손바닥근
장장근
Palmaris longus muscle

자뼈동맥
척골동맥 Ulnar artery

얕은손바닥동맥활
천장궁 Superficial palmar arch

그림 28 신경과 혈관, 오른팔 및 아래팔(우측상완 및 전완)

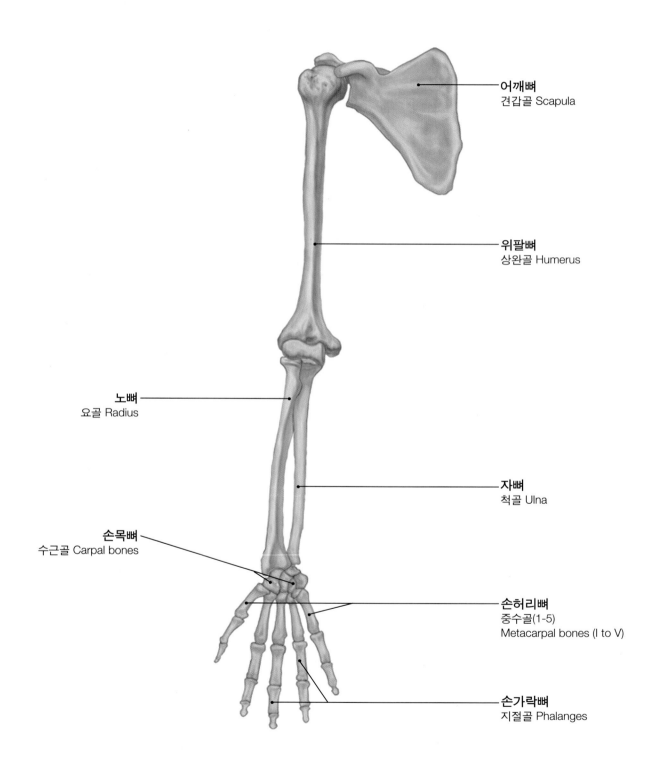

어깨뼈
견갑골 Scapula

위팔뼈
상완골 Humerus

노뼈
요골 Radius

자뼈
척골 Ulna

손목뼈
수근골 Carpal bones

손허리뼈
중수골(1-5)
Metacarpal bones (I to V)

손가락뼈
지절골 Phalanges

그림 29 오른쪽팔뼈(우측상지골), 전면

볼기뼈
관골 Os coxae (hip bone)

넙다리뼈
대퇴골 Femur

무릎뼈
슬개골 Patella

정강뼈
경골 Tibia

종아리뼈
비골 Fibula

발목뼈
족근골 Tarsal bones

발허리뼈
중족골 Metatarsal bones

발가락뼈
지절골 Phalanges

그림 30   오른쪽다리뼈(우측하지골), 가면쪽(외측면)

위팔세갈래근(긴갈래)
상완삼두근(장두)
Triceps brachii muscle, long head

위팔두갈래근
상완이두근
Biceps brachii muscle

위팔세갈래근(안쪽갈래)
상완삼두근, 내측두
Triceps brachii muscle, medial head

위팔세갈래근(가쪽갈래)
상완삼두근, 외측두
Triceps brachii muscle, lateral head

위팔근
상완근
Brachialis muscle

위팔노근
완요골근
Brachioradialis muscle

위팔뼈의 안쪽위관절융기
상완골의 내측상과
Medial epicondyle of humerus

그림 31a 오른쪽팔뼈(우측상지), 전면, 근육

위팔두갈래근
상완이두근 Biceps brachii muscle

위팔근
상완근 Brachialis muscle

정중신경
Median nerve

위팔노근
완요골근 Brachioradialis muscle

원엎침근
원회내근 Pronator teres muscle

노쪽손목굽힘근
요측수근굴근
Flexor carpi radialis muscle

그림 31b 오른쪽팔뼈(우측상지), 전면, 천층절단

어깨세모근
삼각근 Deltoid muscle

위팔세갈래근(긴갈래)
상완삼두근(장두)
Triceps brachii muscle, long head

위팔세갈래근(가쪽갈래)
상완삼두근(외측두)
Triceps brachii muscle, lateral head

자뼈의 팔꿈치머리
척골의 주두
Olecranon of ulna

긴노쪽손목폄근
장요측수근신근
Extensor carpi radialis longus muscle

자쪽손목굽힘근
척측수근굴근
Flexor carpi ulnaris muscle

짧은노쪽손목폄근
단요측수근신근
Extensor carpi radialis brevis muscle

자쪽손목폄근
척측수근신근
Extensor carpi ulnaris muscle

손가락폄근
지신근 Extensor digitorum muscle

그림 31c 오른쪽팔(우측상지), 후면, 지표

큰원근 —
대원근 Teres major muscle

넓은등근 —
광배근 Latissimus dorsi muscle

어깨세모근
삼각근 Deltoid muscle

위팔세갈래근(긴갈래)
상완삼두근(장두)
Triceps brachii muscle(long head)

위팔세갈래근(가쪽갈래)
상완삼두근(외측두)
Triceps brachii muscle, (lateral head)

자쪽손목굽힘근
척측수근굴근
Flexor carpi ulnaris muscle

깊은손가락굽힘근
심지굴근
Flexor digitorum profundus muscle

자뼈
척골 Ulna

그림 31d 오른쪽팔(우측상지), 후면, 천충절단면

결절사이고랑
결절간구 Intertubercular groove

작은결절
소결절 Lesser tubercle

큰결절
대결절 Greater tubercle

위팔뼈머리
상완골두 Head

해부목
해부경 Anatomical neck

외과목
외과경 Surgical neck

결절사이고랑
결절간구 Intertubercular groove

어깨세모근거친면
삼각근조면 Deltoid tuberosity

위팔뼈몸통
상완골체 Shaft(body)

갈고리오목
구돌와 Coronoid fossa

노오목
요골와 Radial fossa

가쪽위관절융기
외측상과 Lateral epicondyle

안쪽위관절융기
내측상과 Medial epicondyle

위팔뼈작은머리
상완골소두 Capitulum

도르래
활차 Trochlea

위팔뼈관절융기 관절과 Condyle

그림 32a 오른쪽위팔뼈(우측상완골), 전면

머리
두부 Head

큰결절
대결절 Greater tubercle

해부목
해부경 Anatomical neck

외과목
외과경 Surgical neck

노신경고랑
요골신경구
Radial groove for radial nerve

어깨세모근거친면
삼각근조면 Deltoid tuberosity

팔굼치오목
주두와 Olecranon fossa

안쪽위관절융기
내측상과 Medial epicondyle

가쪽위관질융기
외측상과 Lateral epicondyle

도르래
활차 Trochlea

그림 32b 오른쪽위팔뼈(우측상완골), 후면

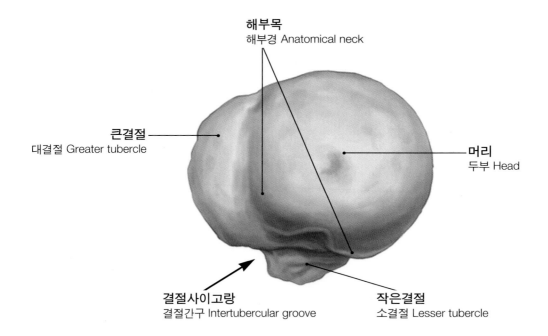

해부목
해부경 Anatomical neck

큰결절
대결절 Greater tubercle

머리
두부 Head

결절사이고랑
결절간구 Intertubercular groove

작은결절
소결절 Lesser tubercle

그림 32c 오른쪽위팔뼈(우측상완골)의 가까운부위(근위부), 위면(상면)

위팔뼈작은머리
상완골소두 Capitulum

도르래
활차 Trochlea

안쪽위관절융기
내측상과 Medial epicondyle

가쪽위관절융기
외측상과 Lateral epicondyle

팔꿈치오목
주두와 Olecranon fossa

그림 32d 오른쪽위팔뼈(우측상완골)의 먼부위(원위부), 아래면(하면)

위팔뼈
상완골 Humerus

팔꿈치오목
주두와 Olecranon fossa

팔꿈치머리
주두 Olecranon

위팔뼈작은머리
상완골소두
Capitulum of humerus

노뼈머리
요골두 Head of radius

위팔뼈의 안쪽위관절융기
상완골의 내측상과
Medial epicondyle of humerus

자뼈
척골 Ulna

그림 33a   오른쪽팔꿈치관절(우측주관절), 뒷면(후면)

위팔뼈
상완골 Humerus

안쪽위관절융기
내측상과 Medial epicondyle

도르래
활차 Trochlca

자뼈의 갈고리돌기
척골의 구상돌기
Coronoid process of ulna

위팔뼈 작은머리
상완골소두 Capltulum

노뼈머리
요골두 Head of radius

자뼈의 노뼈패임
척골의 요골절흔
Radial notch of ulna

그림 33b   오른쪽팔꿈치관절(우측주관절), 앞면(전면)

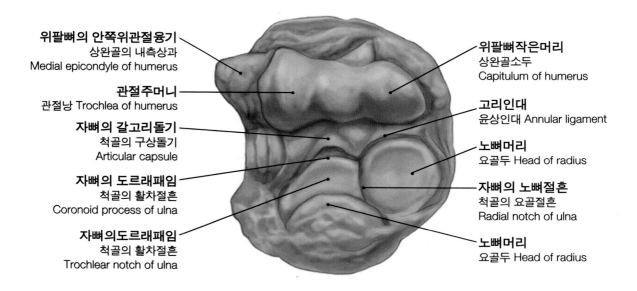

위팔뼈의 안쪽위관절융기
상완골의 내측상과
Medial epicondyle of humerus

관절주머니
관절낭 Trochlea of humerus

자뼈의 갈고리돌기
척골의 구상돌기
Articular capsule

자뼈의 도르래패임
척골의 활차절흔
Coronoid process of ulna

자뼈의도르래패임
척골의 활차절흔
Trochlear notch of ulna

위팔뼈작은머리
상완골소두
Capitulum of humerus

고리인대
윤상인대 Annular ligament

노뼈머리
요골두 Head of radius

자뼈의 노뼈절흔
척골의 요골절흔
Radial notch of ulna

노뼈머리
요골두 Head of radius

그림 33c 오른쪽팔꿈치관절(우측주관절) 내의 관절면

노뼈패임
요골절흔 Radial notch

팔꿈치머리
주두 Olecranon

도르래패임
활차절흔 Trochlear notch

갈고리돌기
구상돌기 Coronoid process

자뼈의 거친면
척골조면 Ulnar tuberosity

그림 33d 오른쪽자뼈(우측척골), 가쪽면(외측면)

위팔뼈
상완골 Humerus

위팔두갈래근
상완이두근 Biceps brachii muscle

위팔세갈래근
상완삼두근
Triceps brachii muscle

위팔근
상완근 Brachialis muscle

위팔세갈래근의 힘줄
상완삼두근의 건
Tendon of triceps brachii

노동맥
요골동맥 Radial artery

팔꿈치머리의 관절연골
주두의 관절연골
Articular cartilage of
olecranon

관절주머니
관절낭 Articular capsule

관절공간
관절강 Joint cavity

활액주머니
활액낭 Bursa

노뼈의 관절연골
요골의 관절연골
Articular cartilage of radius

위팔뼈작은머리관절면
상완골소두의 관절면
Articular cartilage of capitulum

자동맥
척골동맥 Ulnar artery

원엎침근
원회내근
Pronator teres muscle

깊은손가락굽힘근
심지굴근
Flexor digitorum profundus muscle

얇은손가락굽힘근
천지굴근
Flexor digitorum superficialis muscle

그림 33e 팔꿉관절(주관절), 사절단면-모델

팔꿈치머리
주두 Olecranon

노뼈패임
요골절흔 Radial notch of ulna

도르래패임
활차절흔 Trochlear notch

노뼈머리
요골두 Head of radius

갈고리돌기
구상돌기 Coronoid process

노뼈목
요골경 Neck of radius

노뼈결절
요골결절 Radial tuberosity

자뼈
척골 Ulna

노뼈
요골 Radius

뼈사이막의 부착면
골간막의 부착면
Attachment surfaces for
interosseous membrane

노뼈의자패임
요골의 척골절흔 Ulnar notch of radius

자뼈머리
척골두 Head of ulna

먼쪽노뼈관절
원위요척관절 Distal radioulnar joint

노뼈의 붓돌기
요골의 경상돌기 Radial styloid process

손목관절면
수근관절면
Carpal articular surface

자뼈의 붓돌기
척골의 경상돌기
Ulnar styloid process

그림 34a 오른노뼈(우측요골)와 자뼈(척골), 전면

팔꿈치머리
주두 Olecranon

몸쪽 노자관절
근위요척관절 Proximal radioulnar joint

노뼈머리
요골두 Head of radius

노뼈목
요골경 Neck of radius

노뼈
요골 radius

자뼈
척골 ulna

자뼈머리
척골두 Ulnar head

노뼈의 자패임
요골의 척골절흔 Ulnar notch of radius

자뼈의 붓돌기
척골의 경상돌기 Ulnar styloid process

노뼈의 붓돌기
요골의 경상돌기 Radial styloid process

노뼈의 먼쪽
요골의 원위부
Distal extremity of radius

그림 34b　오른노뼈(우측요골)와 자뼈(척골), 후면

위팔두갈래근위의 노쪽피부정맥
상완이두근위의 요측피정맥
Cephalic vein over biceps brachii
muscle

노쪽피부정맥
요측피정맥
Cephalic vein

긴손바닥근의 힘줄
장장근의 건
Tendon of palmaris longus

노쪽손목굽힘근의 힘줄
요측수근굴근의 건
Tendon of flexor carpi radialis

노쪽맥박의 촉지부위
요골맥박의 촉지부위
Site for palpation of
radial pulse

팔오금중간정맥
주정중피정맥
Median cubital vein

팔꿈치오목
주와 Cubital fossa

정중아래팔피부정맥
전완정중피정맥
Median antebrachial vein

얇은손가락굽힘근
천지굴근
Flexor digitorum superficialis
muscle

자쪽손목굽힘근
척측수근굴근
Flexor carpi ulnaris muscle

자뼈머리
척골두 Head of ulna

콩알뼈
두상골 Pisiform bone

그림 35a　오른쪽위팔(우측상완), 전면, 경계표

위팔노근 완요골근
Brachioradialis muscle

긴노쪽손목폄근
장요측수근신근
Extensor carpi radialis
longus muscle

짧은노쪽손목폄근
단요측수근신근
Extensor carpi radialis
brevis muscle

긴엄지벌림근
장무지와전근
Abductor pollicis longus muscle

짧은엄지폄근 단무지신근
Extensor pollicis brevis muscle

긴노쪽손목폄근의 힘줄
장요측수근신근의 건
Tendon of extensor carpi
radialis longus

짧은노쪽손목폄근의 힘줄
단요측수근신근의 건
Tendon of extensor
carpi radialis brevis

긴엄지폄근 장무지신근
Extensor pollicis longus muscle

긴노쪽손목폄근의 힘줄
장무지요측수근신근의 건
Tendon of extensor
carpi radialis longus muscle

짧은엄지폄근의 힘줄
단무지신근의 건
Tendon of extensor pollicis brevis

자쪽손목폄근 척측수근신근
Extensor carpi ulnaris muscle

새끼손가락폄근 소지신근
Extensor digiti minimi muscle

손가락폄근 지신근
Extensor digitorum muscle

폄근 신근
Extensor muscle

짧은노쪽손목폄근의 힘줄
단요측수근신근의 건
Tendons of extensor carpi radialis
brevis

폄근지지대 신근지대
Extensor retinaculum

새끼손가락폄근의 힘줄
소지신근의 건
Tendons of extensor digiti minimi

새끼벌림근
소지외전근
Abductor digiti minimi muscle

손가락폄근의 힘줄
지신근의 건
Tendons of extensor digitorum

제1등쪽뼈사이근
제1배측골간근
First dorsal interosseus muscle

집게폄근의 힘줄
시지신근의 건
Tendons of extensor indicis

그림 35b 오른쪽앞쪽팔(우측전완)과 손의 얕은층(천층) 절단면, 후면

노뼈
요골 Radius

손배뼈
주상골 Scaphoid

알머리뼈
유두골 Capitate

큰마름뼈
대능형골 Trapezium

작은마름뼈
소능형골 Trapezoid

자뼈
척골 Ulna

반달뼈
월상골 Lunate

콩알뼈
두상골 Pisiform

세모뼈
삼각골 Triquetrum

갈고리뼈
유구골 Hamate

I   II   III   IV   V

그림 36a　오른손목(우측손목)의 뼈 , 전면

자뼈곁인대 척측측부인대
Ulnar collateral ligament

손목손허리관절 수근중수관절
Carpometacarpal articulations

손허리손가락관절 중수지절관절
Metacarpophalangeal articulations

손가락뼈사이관절 지절간관절
Interphalangeal articulations

노뼈손목관절 요골수근관절
Radiocarpal articulation

노뼈곁인대 요측측부인대
Radial collateral ligament

손목사이관절
수근간관절
Intercarpal articulations

곁인대
측부인대 Collateral ligaments

그림 36b　오른손목관절(우측손목관절), 액와단면

집게폄근의 힘줄
시지신근의 건
Tendon of extensor indicis

긴엄지폄근의 힘줄
장무지신근의 건
Tendon of extensor pollicis longus

노뼈동맥
요골동맥 Radial artery

긴노쪽손목폄근의 힘줄
장요측수근신근의 건
Tendon of extensor
carpi radialis longus

짧은노쪽손목폄근의 힘줄
단요측수근신근의 건
Tendon of extensor carpi
radialis brevis

손가락신경
지신경 Digital nerve

등쪽손가락동맥 배측지절동맥
Dorsal digital arteries

곁인대 측부인대
Collateral ligament

손가락뼈사이관절 지절간관절
Interphalangeal joint

새끼손가락폄근의 힘줄
소지신근의 건
Tendon of extensor digiti minimi

손가락폄근힘줄 지신근의 건
Tendons of extensor digitorum

새끼벌림근 소지외전근
Abductor digiti minimi muscle

등쪽뼈사이근 배측골간근
Dorsal interosseus muscles

폄근지지대 신근지대
Extensor retinaculum

그림 36c   우측손, 후면-모델

손가락신경
지신경 Digital nerve

얇은손가락굽힘근의 힘줄
천지굴근의 건
Tendons of flexor digitorum
superficialis

손가락동맥
지절동맥 Digital arteries

얇은손바닥동맥활
천장동맥궁
Superficial palmer arch

짧은엄지굽힘근 단무지굴근
Flexor pollicis brevis muscle

새끼벌림근 소지외전근
Abductor digiti minimi muscle

새끼맞섬근 소지대립전근
Opponens digiti minimi muscle

짧은엄지벌림근 단무지외전근
Abductor pollicis brevis muscle

굽힘근지지대 굴근지대
Flexor retinaculum

자동맥 척골동맥
Ulnar artery

그림 36d 우측손목과 손의 천층단면, 전면

손가락굽힘근의 힘줄
지굴근의 건
Tendons of flexor
digitorum

얇은손바닥동맥활
천장동맥궁
Superficial palmar arch

새끼벌림근 소지외전근
Abductor digiti minimi
muscle

새끼굽힘근 소지굴근
Flexor digiti minimi muscle

짧은손바닥근 단장근
Palmaris brevis muscle

긴엄지굽힘근의 힘줄
장무지굴근건
Tendon of Flexor pollicis
longus

짧은엄지굽힘근
단무지굴근
Flexor pollicis brevis
muscle

짧은엄지벌림근
단무지외전근
Abductor pollicis brevis
muscle

굽힘근지지대
굴근지대
Flexor retinaculum

그림 36e　우측손, 전면, 천층단면

벌레근 충양근
Lumbrical muscles

긴엄지굽힘근의 힘줄
장무지굴근건
Tendon of Flexor pollicis
longus

짧은엄지굽힘근
단무지굴근
Flexor pollicis brevis
muscle

짧은엄지벌림근
단무지외전근
Abductor pollicis brevis
muscle

긴엄지벌림근의 힘줄
장무지외전근의 건
Tendon of abductor
pollicis longus

노뼈손목굽힘근의 힘줄
요측수근굴근의 건
Tendon of Flexor carpi radialis

새끼벌림근 소지외전근
Abductor digiti minimi
muscle

새끼굽힘근 소지굴근
Flexor digiti minimi muscle

자동맥 척골동맥
Ulnar artery or retinaculum

얇은손가락굽힘근의 힘줄
천지굴근의 건
Tendons of flexor digitorum
superficialis

그림 36f   우측손목과 손의 굴근건

목빗근 흉쇄유돌근
Sternocleidomastoid muscle

복장목뿔뼈근
흉골설골근
Sternohyoid muscle

복장방패근
흉골갑상근
Sternothyroid muscle

어깨세모근(앞섬유)
삼각근(전섬유)
Deltoid muscle
(anterior fibers)

바깥갈비사이근의 건막
외늑간근의 건막
External intercostal
muscles

작은가슴근 소흉근
Pectoralis minor
muscle

큰가슴근 대흉근
Pectoralis major muscle

배곧은근 복직근
Rectus abdominis
muscle

앞톱니근 전거근
Serratus anterior
muscle

나눔힘줄 건획
Tendinous
inscriptions

배바깥빗근 외복사근
External oblique muscle

넓은등근 광배근
Latissimus dorsi
muscle

백색선 백선
Linea alba

배바깥빗근의 건막
외복사근의 건막
External oblique
aponeurosis

그림 37a 체간, 전면

앞톱니근 전거근
Serratus anterior muscle

큰가슴근 대흉근
Pectoralis major muscle

넓은등근 광배근
Latissimus dorsi
muscle

칼돌기 검상돌기
Xiphoid process

갈비뼈모서리
늑골연 Costal margin

배바깥빗근 외복사근
External oblique
muscle

배곧은근 복직근
Rectus abdominis
muscle

엉덩뼈능선 장골능
Iliac crest

백색선 백선
Linea alba

위앞엉덩뼈가시
상전장골극
Anterior superior iliac
spine

그림 37b 복부의 표면해부학, 전외측면

상완세갈래근, 가쪽갈래
상완삼두근, 외측두
Triceps brachii muscle,
lateral head

상완세갈래근, 긴갈래
상완삼두근, 장두
Triceps brachii muscle,
long head

봉우리
견봉 Acromion

위팔두갈래근 상완이두근
Biceps brachii muscle

어깨세모근 삼각근
Deltoid muscle

척추뼈융기 척추융기
Vertebra prominens (C7)

어깨가시 견갑극
Spine of scapula

가시아래근 극하근
Infraspinatus muscle

어깨뼈의 척추뼈모서리
견갑골의 추골연
Vertebral border of
scapula

큰원근 대원근
Teres major muscle

어깨뼈의 아래각
견갑골의 하각
Inferior angle of scapula

등세모근 승모근
Trapezius musclet

넓은등근 광배근
Latissimus dorsi muscle

척주세움근
척주기립근
Erector spinae muscle

그림 38a 체간의 표면해부학, 후면

어깨세모근(뒤섬유)
삼각근(후섬유)
Deltoid muscle (posterior fibers)

작은마름근 소능형근
Rhomboid minor muscle

큰마름근 대능형근
Rhomboid major muscle

위팔세갈래근 상완삼두근
Triceps brachii muscle

넓은등근 광배근
Latissimus dorsi muscle

가시아래근 극하근
Infraspinatus muscle

배허리(등허리)근막
배허리(흉요)근막
Lumbodorsal
(thoracolumbar) fascia

중간볼기근 중둔근
Gluteus medius muscle

큰볼기근 대둔근
Gluteus maximus muscle

그림 38b 체간, 후면

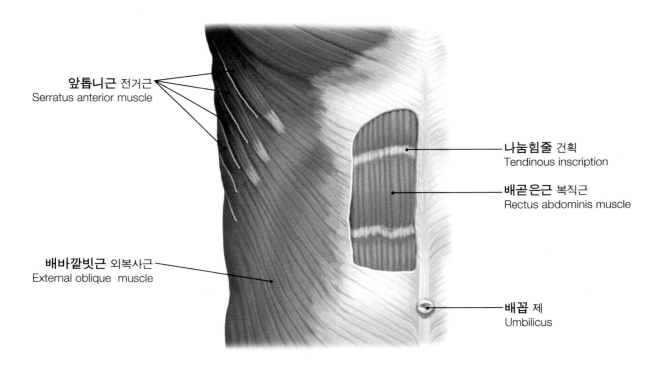

앞톱니근 전거근
Serratus anterior muscle

나눔힘줄 건획
Tendinous inscription

배곧은근 복직근
Rectus abdominis muscle

배바깥빗근 외복사근
External oblique muscle

배꼽 제
Umbilicus

그림 39a 복벽, 전면

배곧은근 복직근
Rectus abdominis muscle

배바깥빗근
외복사근 (절단 및 반전)
External oblique muscle
(cut and reflected)

배속빗근 내복사근
(절단 및 반전)
Internal oblique muscle
(cut and reflected)

배가로근 복횡근
Transversus
abdominis muscle

그림 39b 복부의 근

위엽, 오른쪽허파
상엽, 우폐
Superior lobe, right lung

위대정맥 상대정맥
Superior vena cava

중간엽, 오른허파
중엽, 우폐
Middle lobe, right
lung

오른심방 우심방
Right atrium

오른심장동맥의 가장자리가지
우관상동맥의 연지
Marginal branch of
right coronary artery

아래엽, 오른허파
하엽, 우폐
Inferior lobe, right lung

오른심실 우심실
Right ventricle

위엽, 왼쪽허파
상엽, 좌폐
Superior lobe, left lung

왼쪽심실 좌심실
Left ventricle

앞심실사이동맥
전실간동맥
Anterior interventricular
artery

아래엽, 왼쪽허파
하엽, 좌폐
Inferior lobe, left lung

심장꼭대기 심첨
Apex of heart

그림 40a 심장과 간 , 전면

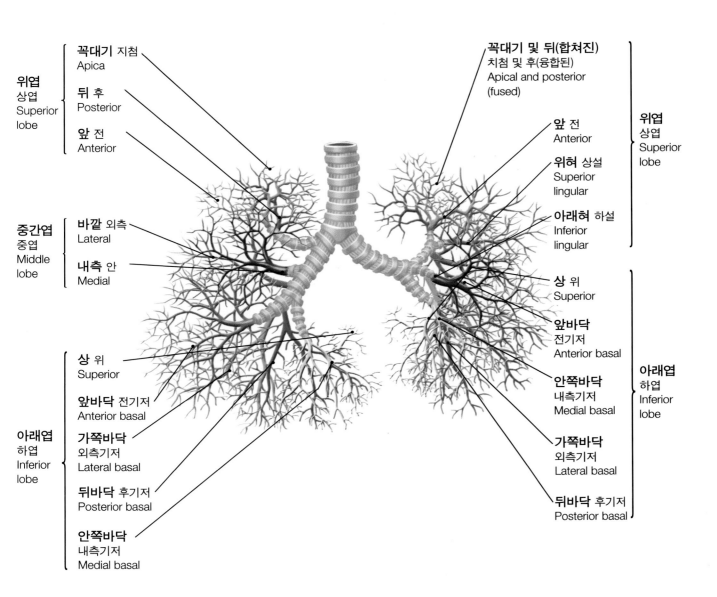

위엽
상엽
Superior
lobe

꼭대기 지첨
Apica

뒤 후
Posterior

앞 전
Anterior

꼭대기 및 뒤(합쳐진)
치첨 및 후(융합된)
Apical and posterior
(fused)

앞 전
Anterior

위혀 상설
Superior
lingular

아래혀 하설
Inferior
lingular

위엽
상엽
Superior
lobe

중간엽
중엽
Middle
lobe

바깥 외측
Lateral

내측 안
Medial

상 위
Superior

앞바닥
전기저
Anterior basal

안쪽바닥
내측기저
Medial basal

가쪽바닥
외측기저
Lateral basal

뒤바닥 후기저
Posterior basal

아래엽
하엽
Inferior
lobe

아래엽
하엽
Inferior
lobe

상 위
Superior

앞바닥 전기저
Anterior basal

가쪽바닥
외측기저
Lateral basal

뒤바닥 후기저
Posterior basal

안쪽바닥
내측기저
Medial basal

그림 40b 기관수의 색체-조합 부식주조영상, 전면

허파꼭대기 폐첨 Apex

빗틈새 사열
Oblique fissure

오른기관지 우기관지
Right bronchus

허파동맥 폐동맥
Pulmonary arteries

허파정맥 폐정맥
Pulmonary veins

빗틈새 사열
Oblique fissure

아래엽 하엽
Inferior lobe

허파바닥 폐저 Base

위엽 상엽
Superior lobe

수평틈새 수평열
Horizontal fissure

중간엽 중엽
Middle lobe

그림 41a 오른허파(우폐)의 내측면

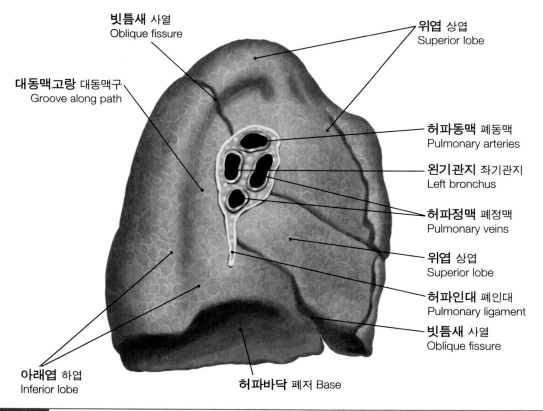

빗틈새 사열
Oblique fissure

위엽 상엽
Superior lobe

대동맥고랑 대동맥구
Groove along path

허파동맥 폐동맥
Pulmonary arteries

왼기관지 좌기관지
Left bronchus

허파정맥 폐정맥
Pulmonary veins

위엽 상엽
Superior lobe

허파인대 폐인대
Pulmonary ligament

빗틈새 사열
Oblique fissure

아래엽 하엽
Inferior lobe

허파바닥 폐저 Base

그림 41b 왼허파(좌폐)의 내측면

위엽의 기관지허파구역
상엽의 기관지폐구역
Bronchopulmonary segments of
superior lobe

가운데엽의 기관지허파구역
중엽의 기관지폐구역
Bronchopulmonary segments of
middle lobe

아래엽의 기관지허파구역
하엽의 기관지폐구역
Bronchopulmonary segments of
inferior lobe

꼭대기 첨 Apical

뒤 후 Posterior

앞 전 Anterior

안쪽 내측 Medial

가쪽 외측 Lateral

위 상 Superior

가쪽허파바닥
외측폐저
Lateral basal

뒤허파바닥
후폐저
Posterior basal

앞허파바닥
전폐저
Anterior basal

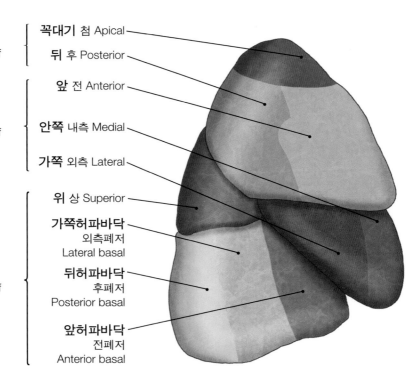

그림 41c 오른허파(우폐)의 기관폐구역, 외측면

꼭대기뒤 상엽
첨후(결합된)
Apical and posterior
(fused)

앞 전 Anterior

위혀 상설
Superior lingular

아래혀 하설
Inferior lingular

위엽의 기관지허파구역
상엽의 기관지폐구역
Bronchopulmonary segments of
superior lobe

위 상 Superior

안쪽허파바닥 내측폐저
Medial basal

뒤허파바닥 후폐저
Posterior basal

앞허파바닥 전폐저
Anterior basal

가쪽허파바닥 외측폐저
Lateral basal

아래엽의 기관지허파구역
하엽의 기관지폐구역
Bronchopulmonary segments of
inferior lobe

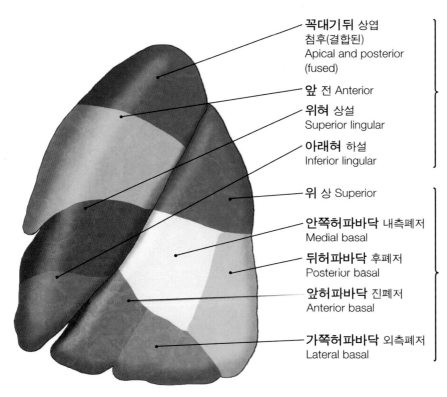

그림 41d 왼허파(좌폐)의 기관폐구역, 외측면

꼭대기 첨 Apical

앞 전 Anterior

가 쪽 외측 Lateral

안 쪽 내측 Medial

가쪽 외측 Lateral

안쪽 내측 Medial

안쪽허파바닥 내측폐저 Medial basal

앞허파바닥 전폐저 Anterior basal

뒤허파바닥 후폐저 Posterior basal

가쪽허파바닥 외측폐저 Lateral basal

그림 42a 오른허파(우폐)의 기관폐구역, 전면

꼭대기뒤 첨후(합쳐진) Apical and posterior(fused)

앞 전 Anterior

안 쪽 내측 Medial

가 쪽 외측 Lateral

위혀 상설 Superior lingular

안쪽허파바닥 내측폐저 Medial basal

뒤허파바닥 후폐저 Posterior basal

아래혀 하설 Inferior lingular

앞허파바닥 전폐저 Anterior basal

가쪽허파바닥 외측폐저 Lateral basal

그림 42b 왼허파(좌폐)의 기관폐구역, 전면

팔머리동맥줄기 완두동맥간
Brachiocephalic trunk

왼온목동맥 좌총경동맥
Left subclavian artery

왼온목동맥 좌총경동맥
Left subclavian artery

대동맥활 대동맥궁
Aortic arch

위대정맥 상대정맥
Superior vena cava

오름대동맥 상행대동맥
Ascending aorta

허파동맥줄기 폐동맥간
Pulmonary trunk

허파동맥판 폐동맥판
Pulmonary valve

오른심방귀 우측심이
Right auricle

큰심장정맥
대심장정맥
Great cardiac vein

오른심장동맥 우관상동맥
Right coronary artery

앞심장정맥 전심장정맥
Anterior cardiac vein

오른심방 우심방
Right atrium

오른심실 우심실
Right ventricle

작은심장정맥 소심장정맥
Small cardiac vein

모서리동맥 연동맥
Marginal artery

앞심실사이동맥 전실간동맥
Anterior interventricular

왼심실 좌심실
Left ventricle

그림 43a 관상동맥순환 및 대혈관, 전면

왼심방 좌심방
Left atrium

아래대정맥 하대정맥
Inferior vena cava

왼방실판
좌방실판(이첨판)
Left AV (bicuspid) valve

힘줄끈 건삭
Chordae tendineae

두덩근 치골근
Pectinate muscles

왼심실의 꼭지근
좌심실의 유두근
Papillary muscle of
left ventricle

심실사이막
실간격막
Interventricular septum

오른심실의 육주(근육기둥)
우심실의 소주협
Trabeculae carneae of right ventricle

그림 43b 심장을 경유하는 수평단면, 상면

식도 Esophagus

심장막 심막(절단)
Pericardium (cut)

갈비연골 늑연골
Costal cartilage

왼가로신경 좌횡격신경
Left phrenic nerve

가로막 횡격막
Diaphragm

가슴막공간 흉막강
Pleural space

가로막의 중심힘줄 횡격막의 중심건
Central tendon of diaphragm

가슴대동맥 흉대동맥
Thoracic aorta

척수 Spinal cord

등뼈의 척추사이원반
흉추의 추간원판
Intervertebral disc
of thoracic vertebra

아래대정맥 하대정맥
Inferior vena cava

그림 44 가로막(횡격막), 상면

목빗근 흉쇄유돌근
Sternocleidomastoid muscle

어깨목뿔근, 복장갑상근 및 복장목뿔근
견갑설골근, 흉골갑상근 및 흉골설골근
Omohyoid, sternothyroid and sternohyoid muscles

왼온목동맥 좌총경동맥
Left common carotid artery

오른온목동맥 우총경동맥
Right common carotid artery

앞목갈비근 전사각근
Anterior scalene muscle

빗장밑정맥 쇄골하정맥
Subclavian vein

갑상샘 갑상선 Thyroid gland

오른겨드랑동맥 우액와동맥
Right axillary artery

갑상목동맥줄기 갑상경동맥간
Thyrocervical trunk

오른겨드랑정맥 우액와정맥
Right axillary vein

빗장뼈 쇄골(절단)
Clavicle(cut)

위대정맥 상대정맥
Superior vena cava

오른허파, 위엽 우폐, 상엽
Right lung, superior lobe

가슴샘 흉선 Thymus

수평틈새 수평열
Horizontal fissure

왼허파, 위엽 좌폐, 상엽
Left lung, superior lobe

오른허파, 중간엽 우폐, 중엽
Right lung, middle lobe

빗틈새 사열 Oblique fissure

왼허파, 아래엽 좌폐, 하엽
Left lung, inferior lobe

오른허파, 아래엽 우폐, 하엽
Right lung, inferior lobe

가로막 횡격막 Diaphragm

간의 오른엽 간의 우엽
Right lobe of liver

간의 왼엽 간의 좌엽
Left lobe of liver

그림 45a 흉부기관, 천층면-모델

기관 Trachea

오른허파, 위엽 우폐, 상엽
Right lung, superior lobe

위대정맥 상대정맥
Superior vena cava

오른위엽기관지 우상엽기관지
Right superior lobar bronchus

오른허파동맥과 정맥
우폐동맥과 정맥
Right pulmonary arteries and veins

오른중간엽기관지 우중엽기관지
Right middle lobar bronchus

오른허파, 중간엽 우폐, 중엽
Right lung, middle lobe

오른아래엽기관지 우하엽기관지
Right inferior lobar bronchus

오른허파, 아래엽 우폐, 하엽
Right lung, inferior lobe

오른 · 왼심실 우 · 좌심실
Right and left ventricles

왼바깥목동맥 좌외경동맥
Left external carotid artery

왼속목동맥 좌내경동맥
Left internal carotid artery

대동맥굴 대동맥동
Carotid sinus

왼속목정맥 좌내경정맥
Left internal jugular vein

왼빗장밑정맥 좌쇄골하정맥
Left subclavian vein

왼팔머리정맥 좌완두정맥
Left brachiocephalic vein

왼허파, 위엽 좌폐, 상엽
Left lung, superior lobe

대동맥활 대동맥궁
Aortic arch

왼위엽기관지 좌상엽기관지
Left superior lobar bronchus

왼아래엽기관지 좌하엽기관지
Left inferior lobar bronchus

오른 · 왼심방 우 · 좌심방
Right and left atria

왼허파, 아래엽 좌폐, 하엽
Left lung, inferior lobe

그림 45b 흉부기관, 중간면-모델

기관 Trachea

왼빗장밑동맥 좌쇄골하동맥
Left subclavian artery

오른온목동맥 우총경동맥
Right common carotid artery

대동맥활 대동맥궁
Aortic arch

오른팔머리정맥 우완두정맥
Right brachiocephalic vein

왼허파동맥 좌폐동맥
Left pulmonary artery

오른허파, 위엽 우폐, 상엽
Right lung, superior lobe

왼허파, 위엽 좌폐, 상엽
Left lung, superior lobe

기관갈림부 용골 Carina

왼위엽기관지 좌상엽기관지
Left superior lobar bronchus

오른위엽기관지 우상엽기관지
Right superior lobar bronchus

왼허파정맥 좌폐정맥
Left pulmonary vein

오른허파동맥 우폐동맥
Right pulmonary artery

왼아래엽기관지 좌하엽기관지
Left inferior lobar bronchus

오른허파정맥 우폐정맥
Right pulmonary vein

빗틈새 사열 Oblique fissure

오른중간엽기관지 우중엽기관지
Right middle lobar bronchus

왼허파, 아래엽 좌폐, 하엽
Left lung, inferior lobe

오른허파, 가운데엽 우폐, 중엽
Right lung, middle lobe

가슴큰동맥 흉대동맥
Thoracic aorta

오른아래엽기관지 우하엽기관지
Right inferior lobar bronchus

식도 Esophagus

오른허파, 아래엽 우폐, 하엽
Right lung, inferior lobe

아래대정맥 하대정맥
Inferior vena cava

가로막 횡격막 Diaphragm

그림 45c 흉부기관, 심층면-모델

왼온목동맥 좌총경동맥
Left common carotid artery

갑상목동맥줄기 갑상경동맥간
Thyrocervical trunk

팔신경얼기 완신경총
Brachial plexus

왼겨드랑동맥 좌액와동맥
Left axillary artery

왼바깥목정맥 좌외경정맥
Left external jugular vein

왼속목정맥 좌내경정맥
Left internal jugular vein

왼빗장밑정맥 좌쇄골하정맥
Left subclavian vein

왼팔머리정맥 좌완두정맥
Left brachiocephalic vein

가슴큰동맥 흉대동맥
Thoracic aorta

왼허파를 덮고 있는 장막층
좌폐저를 덮고 있는 장측 흉막
Visceral pleura covering base
of left lung

배대동맥 복대동맥
Abdominal aorta

안가슴정맥 내흉정맥
Internal thoracic vein

기관갈림부 용골
Carina

홀정맥 기정맥 Azygos vein

갈비사이정맥, 동맥 및 신경
늑간정맥, 동맥 및 신경
Intercostal vein, artery, and
nerve

벽쪽가슴막 벽측흉막(제거된 우폐)
Parietal pleura (right lung removed)

식도 Esophagus

아래대정맥 하대정맥
Inferior vena cava

가로막 횡격막 Diaphragm

오른콩팥 우신
Right kidney

왼쪽신장(콩팥) 좌신
Left kidney

그림 45d 흉강

가로막 횡격막
Diaphragm

식도 Esophagus

간의 낫인대 간의 겸상인대
Falciform ligament of liver

간의 왼엽
간의 좌엽
Left lobe of liver

간의 오른엽 간의 우엽
Right lobe of liver

위 Stomach

쓸개 담낭
Gallbladder

큰그물망 대망(절단)
Greater omentum
(cut)

가로창자 횡행결장
Transverse colon

빈창자
공장
Jejunum

작은창자
소장
Small
intestine

오름창자 상행결장
Ascending colon

돌창자
회장
Ileum

막창자 맹장
Cecum

구불창자
S상결장
Sigmoid colon

막창자꼬리돌기 충수
Appendix

그림 46a 배(복)골반내장, 천층전면

오른허파의 아래엽
우폐의 하엽 Inferior lobe of right lung

심장막
Pericardium

낫인대 겸상간막
Falciform ligament

왼허파의 아래엽
좌폐의 하엽
Inferior lobe of left lung

가로막 횡격막
Diaphragm

간오른엽 간우엽
Right lobe of liver

위 Stomach

쓸개 담낭
Gallbladder

가로창자 횡행결장
Transverse colon

큰그물망 대망
Greater omentum

간(왼엽) 간(좌엽)
Liver(left lobe)

오름창자
상행결장
Ascending colon

그림 46b　배(복)골반강의 상부, 전면

간(왼 · 오른엽)
간(좌 · 우엽)
Liver (left and right lobes)

쓸개 담낭
Gallbladder

가로창자 횡행결장
Transverse colon

빈창자 공장
Jejunum

오름창자 상행결장
Ascending colon

돌창자 회장
Ileum

막창자 맹장
Cecum

큰그물망 대망
Greater omentum

가로창자 횡행결장
Transverse colon

창자의 지방복막주렁
결장의 지방복막수
Fatty appendices of colon

내림창자
하행결장
Descending colon

그림 46c 복부절단면, 반전된 대망

낫인대 겸상간막
Falciform ligament

가로막 횡격막
Diaphragm

쓸개관 담낭관
Cystic duct

간오른엽 간우엽
Right lobe of liver

쓸개 담낭
Gallbladder

온쓸개관 총담관
Common bile duct

샘창자 십이지장
Duodenum

날문 유문
Pylorus

이자 췌장
Pancreas

오른콩팥 우산
Right kidney

간왼엽 간좌엽
Left lobe of liver

왼위동맥 좌위동맥
Left gastric artery

지라 비장 Spleen

위 Stomach

왼콩팥 좌신
Left kidney

큰그물망 대망
Greater omentum

아래대정맥 하대정맥
Inferior vena cava

대동맥 Aorta

그림 46d 그 위치 그대로의 간과 쓸개(담낭)

간오른엽 간우엽
Right lobe of liver

쓸개 담낭
Gallbladder

가로창자 횡행결장
Transverse colon

간동맥
Hepatic artery

쓸개관 담낭관
Bile duct

온간동맥 총간동맥
Common hepatic artery

지라동맥 비동맥
Splenic artery

위샘창자동맥
위십이지장동맥
Gastroduodenal artery

샘창자유두로 삽입된 표식자
십이지장유두로 삽입된 표식자
Probe in entrance to
duodenal papilla

| 그림 47a | 복부절단면, 십이지장부위 |

샘창자팽대안의 표식자
십이지장팽대내의 표식자
Probe in duodenal ampulla

돌림주름 윤상주름
Plicae circulares

| 그림 47b | 십이지장점막의 육안적 해부학 |

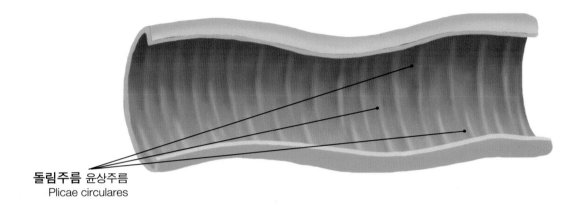

돌림주름 윤상주름
Plicae circulares

| 그림 47c | 빈창자(공장)의 육안적 해부학, 점막 |

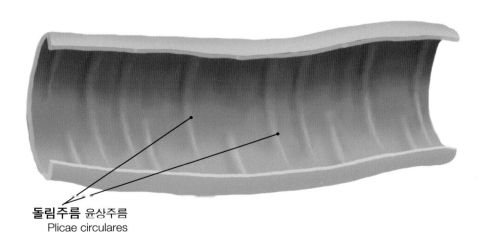

돌림주름 윤상주름
Plicae circulares

| 그림 47d | 돌창자(회장)의 육안적 해부학, 점막 |

오름창자 상행결장
Ascending colon

간오른엽 간우엽
Right lobe of liver

가로창자 횡행결장
Transverse colon

가운데창자동맥
중결장동맥
Middle colic artery

위창자사이동맥
상장간막동맥
Superior mesenteric artery

돌창자동맥 회결장동맥
Ileocolic artery

빈창자동맥 공장동맥
Jejunal arteries

빈창자 공장
Jejunum

아래창자 하행결장
Descending colon

막창자 맹장
Cecum

그림 48　아래장간막(상장간막)동맥의 가지

관상인대 액와인대
Coronary ligament

뒤 후 POSTERIOR

가로막 횡격막
Diaphragm

아래대정맥 하대정맥
Inferior vena cava

벽쪽복막 벽측복막
Parietal pericardium

오른 우 Right

왼쪽 좌 Left

왼엽 좌엽
Left lobe

오른엽 우엽
Right lobe

낫인대 겸상간막
Falciform ligament

앞 전 ANTERIOR

그림 49a 분리된 간과 담낭, 상면

쓸개 담낭
Gallbladder

앞 전 ANTERIOR

네모엽 방형엽
Quadrate lobe

오른엽 우엽
Right lobe

낫인대 겸상간막
Falciform ligament

간문맥
Hepatic portal vein

간동맥
Hepatic artery

간입구 간문
Porta hepatis

왼엽 좌엽
Left lobe

오른 우 Right

왼쪽 좌 Left

아래대성백
하대정맥
Inferior vena cava

꼬리엽 미상엽
Caudate lobe

가로막 횡격막
Diaphragm

뒤 후 POSTERIOR

그림 49b 분리된 동측 간과 담낭, 하면

정삭
Spermatic cord

정관
Ductus deferens

부고환몸통 부고환체
Body of epididymis

고환초막(반전)
Tunica vaginalis (reflected)

부고환머리 부고환두
Head of epididymis

고환을 덮고 있는 백색막
고환을 덮고있는 백막
Tunica albuginea covering testis

부고환꼬리부고환미
Tail of epididymis

그림 50a 고환과 부고환

두덩결합 치골결합
Pubic symphysis

얕은음경등정맥 천음경배정맥
Superficial dorsal vein

해면체요도
Spongy urethra

음경등동맥 음경배동맥
Dorsal artery

깊은음경등정맥 심음경배정맥
Deep dorsal vein

음경등동맥 음경배동맥
Dorsal artery

음경해면체
Corpora cavernosa

요도해면체
Corpus spongiosum

궁둥뼈해면체 좌골해면체
Ischiocavernosus muscle

그림 50b 절개된 음경의 횡단면

가로막 횡격막
Diaphragm

지라 비징
Spleen

간의 오른엽 간의 우엽(절단)
Right lobe of liver (cut)

왼가운데부신정맥
좌중부신정맥
Left middle suprarenal vein

왼콩팥동맥 좌신동맥
Left renal artery

오른부신 우부신
Right suprarenal gland

왼콩팥 좌신 Left kidney

오른콩팥 우신
Right kidney

왼콩팥정맥 좌신정맥
Left renal vein

아래대정맥 하대정맥
Inferior vena cava

위창자사이막동맥
상장간막동맥
Superior mesenteric artery

허리네모근 요방형근
Quadratus lumborum muscle

아래창자사이막동맥
하장간막동맥
Inferior mesenteric artery

오른요관 우측요관
Right ureter

배대동맥 복대동맥
Abdominal aorta

큰허리근 대요근
Psoas major muscle

왼온엉덩동맥과 정맥
좌총장골동맥과 정맥
Left common iliac artery
and vein

왼바깥엉덩정맥
좌외장골정맥
Left external iliac vein

왼바깥엉덩동맥
좌외장골동맥
Left external iliac artery

왼속엉덩동맥
좌내장골동맥
Left internal iliac artery

그림 51   복골반강, 여성, 전면-모델

구불창자 S상결장
Sigmoid colon

곧창자 직장
Rectum

배곧은근 복직근
Rectus abdominis muscle

방광 Urinary bladder

두덩결합 치골결합
Pubic symphysis

요도해면체 안의 요도해면체부
요도해면체 내의 요도해면체부
Spongy urethra within
corpus spongiosum

음경 Penis

음경해면체
Corpus cavernosum

부고환 Epididymis

고환 Testis

안요도구멍 내요도구
Internal urethral orifice

요도의 전립샘부
요도의 전립선부
Prostatic urethra

전립샘 전립선
Prostate gland

사정관
Ejaculatory duct

막요도 요도의 막성부
Membranous urethra

요도의 음경부
Penile urethra

음경망울해면체근 구해면체근
Bulbospongiosus muscle

정관
Ductus deferens

음낭
Scrotum

그림 52   남성의 골반부, 시상면

방광 Urinary bladder

두덩결합 치골결합
Pubic symphysis

요도 Urethra

바깥요도구멍 외요도구
External urethral orifice

질어귀 전정 Vestibule

두덩지방대 치구지방대
Fat of mons pubis

작은음순 소음순
Labium minus

큰음순 대음순
Labium majus

질 Vagina

자궁바닥 자궁저
Fundus of uterus

자궁속막 자궁내막
Endometrium of uterus

자궁몸통(자궁근육층)
자궁체(자궁근층)
Body of uterus (myometrium)

안자궁입구를 통과한 소식자
내자궁구를 통과한 소식자
Probe through internal os

자궁목 자궁경부 Cervix

자궁목입구를 통과한 소식자
자궁경구를 통과한 소식자
Probe through cervical os

곧창자 직장 Rectum

항문 Anus

그림 53   여성의 골반부, 시상면

엉덩능 장골능
Iliac crest

위뒤엉덩가시 상후장골극
Posterior superior
Iliac spine

넙다리뼈의 큰돌기
대퇴골의 대전자
Greater trochanter of femur

궁둥신경의 위치
좌골신경의 위치
Location of sciatic nerve

가운데엉치능 정중천골능
Median sacral crest

볼기의 주입위치
둔부의 주입위치
Gluteal injection site

중간볼기근 중둔근
Gluteus medius muscle

큰볼기근 대둔근
Gluteus maximus muscle

주름진볼기 주름진둔부
Fold of buttock

무릎힘줄근의 무리
슬건근군
Hamstring muscle group

넙다리두갈래근의 힘줄
대퇴이두근의 건
Tendon of biceps
femoris muscle

반힘줄근의 힘줄 반건양근의 건
Tendon of semitendinosus
muscle

무릎오목 슬와오목
Popliteal fossa

무릎동맥의 촉지부위
슬와동맥의 촉지부위
Site for palpation of popliteal
artery

그림 54a 둔부와 대퇴

L₁-L₃의 피지
Cutaneous branches of L₁-L₃

허리등(가슴허리)근막
요배(흉요)근막
Lumbodorsal (thoracolumbar)
fascia

큰볼기근 대둔근
Gluteus maximus muscle

항문올림근 항문거근
Levator ani muscle

큰모음근 대내전근
Adductor magnus muscle

두덩정강근 박근
Gracilis muscle

반힘줄근 반건양근
Semitendinosus muscle

그림 54b 우측관골의 천층절단, 후면

위볼기동맥 상둔동맥
Superior gluteal artery

바깥엉치뼈동맥
외측천골동맥
Lateral sacral artery

S₁-S₃의 전지
Ventral rami of S₁-S₃

궁둥구멍근 이상근
Piriformis muscle

아래볼기동맥 하둔동맥
Inferior gluteal artery

꼬리뼈근 미골근
Coccygeus muscle

속음부동맥 내음부동맥
Internal pudendal artery

속폐쇄근 내폐쇄근
Obturator internus muscle

엉치뼈곶 천골의 갑각
Sacral promontory

속엉덩동맥 내장골동맥
Internal iliac artery

바깥엉덩동맥 외장골동맥
External iliac artery

폐쇄동맥
Obturator artery

아래배벽동맥 하복벽동맥
Inferior epigastric artery

두덩결합 치골결합
Pubic symphysis

그림 54c 골반의 좌측반에 위치하고 있는 혈관, 신경 및 근육

넙다리근막긴장근 대퇴근막장근
Tensor fasciae latae muscle

중간볼기근 중둔근
Gluteus medius muscle

큰볼기근 대둔근
Gluteus maximus muscle

엉덩정강인대 장경인대
Iliotibial tract

가쪽넓은근 외측광근
Vastus lateralis muscle

반힘줄근과 반막근
반건양근과 반막양근
Semitendinosus and semimembranosus
muscles

넙다리두갈래근의 힘줄 대퇴이두근의 건
Tendon of biceps femoris muscle

무릎오목 슬와
Popliteal fossa

무릎뼈 슬개골 Patella

무릎인대 슬개인대
Patellar ligament

정강뼈거친면 경골조면
Tibial tuberosity

종아리뼈머리 비골두
Head of fibula

장딴지근 비복근
Gastrocnemius muscle

넙치근 가자미근
Soleus muscle

긴종아리근
Peroneus longus muscle

그림 55a 넙다리(대퇴)의 표층해부학, 외측면

넙다리근막긴장근 대퇴근막장근
Tensor fasciae latae muscle

서혜인대 샅고랑인대
Inguinal ligament

**넙다리삼각부, 넙다리동맥의
촉지부위**
대퇴삼각부, 대퇴동맥의 촉지부위
Area of femoral triangle,
site or palpation of
femoral artery

넙다리빗근 봉공근
Sartorius muscle

넙다리곧은근 대퇴직근
Rectus femoris muscle

긴모음근 장내전근
Adductor longus muscle

바깥넓은근 외측광근
Vastus lateralis muscle

두덩정강근 박근
Gracilis muscle

안쪽넓은근 내측광근
Vastus medialis muscle

무릎뼈 슬개골 Patella

정강뼈거친면 경골조면
Tibial tuberosity

그림 55b 오른쪽넙다리(우측대퇴)의 표층해부학, 전면

살고랑인대 서혜인대
Inguinal ligament

넙다리동맥 대퇴동맥
Femoral artery

깊은살고랑림프절 심서혜림프절
Deep inguinal lymph nodes

큰두렁정맥 대복제정맥
Great saphenous vein

그림 56 오른쪽 서혜부위의 절개, 남자

엉덩뼈관 천골관
Sacral canal

두덩정간근 박근
Gracilis muscle

꼬리근 미골근
Coccygeus muscle

꼬리뼈 미골 Coccyx

큰볼기근 대둔근
Gluteus maximus muscle

큰모음근 대내전근
Adductor magnus muscle

큰허리근 대요근
Psoas major muscle

엉덩근 장골근
Iliacus muscle

앞엉덩가시 전장골극
Anterior iliac spine

두덩꼬리근(항문올림근)
치골미골근(항문거근)
Pubococcygeus muscle
(levator ani muscle)

속폐쇄근 내폐쇄근
Obturator internus muscle

두덩결합 치골결합
Pubic symphysis

긴모음근 장내전근
Adductor longus muscle

두덩정간근 박근
Gracilis muscle

그림 57　골반좌측반에 위치하고 있는 근육, 내측면

엉덩근 장골근
Iliacus muscle

샅고랑인대 서혜인대
Inguinal ligament

엉덩허리근 장요근
Iliopsoas muscle

넙다리신경 대퇴신경
Femoral nerve

넙다리빗근 봉공근
Sartorius muscle

큰두렁정맥 대복재정맥
Great saphenous vein

넙다리동맥 대퇴동맥
Femoral artery

넙다리곧은근 대퇴직근
Rectus femoris muscle

짧은모음근 단내전근
Adductor brevis muscle

긴모음근 장내전근
Adductor longus muscle

두덩정강근 박근
Gracilis muscle

가쪽넓은근 외측광근
Vastus lateralis muscle

안쪽넓은근 내측광근
Vastus medialis

넙다리네갈래근의 힘줄
대퇴사두근의 힘줄
Quadriceps femoral tendon

무릎뼈 슬개골 Patella

무릎인대 슬개인대
Patellar ligament

그림 58 우측하지의 표층절단, 전면

넙다리뼈머리의 관절면
대퇴골두의 관절면
Articular surface of head

넙다리뼈목 대퇴골경 Neck

큰돌기 대전자
Greater trochanter

전자사이선 전자간선
Intertrochanteric line

작은돌기 소전자
Lesser trochanter

넙다리뼈몸통 대퇴골체
Shaft of femur

무릎면 슬와면
Patellar surface

안쪽위관절융기 내측상과
Medial epicondyle

가쪽위관절융기 외측상과
Lateral epicondye

가쪽관절융기 외측과
Lateral condye

안쪽관절융기 내측과
Medial condyle

그림 59a   우측대퇴골, 전면

넙다리뼈머리 대퇴골두
Femoral head

넙다리뼈목 대퇴골경 Neck

큰돌기 대전자
Greater trochanter

작은돌기 소전자
Lesser trochanter

모음근결절 내전근결절
Adductor tubercle

가쪽복사 외과
Lateral condyle

안쪽복사 내과
Medial condyle

| 그림 59b | 오른쪽넙다리뼈, 위(우측대퇴골, 상면) |

큰돌기 대전자
Greater trochanter

돌기사이선 전자간선
Intertrochanteric line

넙다리뼈목 대퇴골경
Neck

넙다리뼈머리의 관절면
대퇴골두의 관절면
Articular surface of head

| 그림 59c | 오른쪽넙다리뼈머리, 가쪽면(우측대퇴골두, 외측면) |

무릎뼈 슬개골
Patella

무릎면 슬개면
Patellar surface

관절융기사이오목 과간와
Intercondyla fossa

안쪽복사 내과
Medial condyle

가쪽복사 외과
Lateral condyle

안쪽위관절융기 내측상과
Medial epicondyle

그림 59d 오른쪽넙다리뼈, 아래(우측대퇴골, 하면)

큰볼기근 대 둔 근
Gluteus maximus muscle

큰모음근 대내전근
Adductor magnus muscle

엉덩정강띠를 덮고 있는 바깥넓은근
장경인대를 덮고 있는 외측광근
Vastus lateralis muscle covered by iliotibial tract

반힘줄근 반건양근
Semitendinosus muscle

넙다리두갈래근, 긴 갈래
대퇴이두근 , 장두
Biceps femoris muscle,
long head

무릎힘줄근 슬건근
Ham strings

반막근 반막양근
Semimembranosus muscle

넙다리두갈래근의 힘줄, 짧은 갈래
대퇴이두근의 건 , 단두
Tendon of biceps femoris, short head

오금오목 슬와
Popliteal fossa

장딴지근의 안쪽머리
비복근의 내측두
Medial head of
gastrocnemius muscle

장딴지근의 바깥머리
비복근의 외측두
Lateral head of gastrocnemius muscle

그림 60a 오른쪽넙다리(우측대퇴)의 표면해부학, 후면

긴허리근 장요근
Iliopsoas muscle

중간볼기근을 덮고 있는 볼기근막
대둔근을 덮고 있는 둔부근막
Gluteal aponeurosis over gluteus
medius muscle

큰볼기근 대둔근
Gluteus maximus muscle

넙다리근막긴장근
대퇴근막장근
Tensor fasciae latae muscle

궁둥신경 좌골신경
Sciatic nerve

바깥넓은근의 엉덩정강띠
외측광근의 장경인대
Iliotibial tract of vastus
lateralis muscle

넙다리두갈래근, 긴갈래
대퇴이두근 , 장두
Biceps femoris muscle, long head

넙다리두갈래근, 짧은갈래
대퇴이두근 , 단두
Biceps femoris muscle, short head

반막근 반막양근
Semimembranosus muscle

반힘줄근 반건양근
Semitendinosus muscle

정강신경 경골신경
Tibial nerve

장딴지근의 가쪽머리
비복근의 외측두
Lateral head of gastrocnemius
muscle

큰모음근 대내전근
Adductor magnus muscle

반힘줄근 반건양근
Semitendinosus muscle

두덩정강근 박근
Gracilis muscle

오금정맥 슬와정맥
Popliteal vein

두덩정강근의 힘줄
박근의 건
Tendon of gracilis

넙다리빗근 봉공근
Sartorius muscle

장딴지근의 안쪽머리
비복근의 내측두
Medial head of gastrocnemius
muscle

그림 60b 오른쪽볼기부위(둔부)와 넙다리(대퇴)의 표층절단, 후면

넙다리뼈머리의 관절면
대퇴골두의 관절면
Articular surface of head of femur

넙다리뼈머리목
대퇴골경 Neck

작은돌기 소전자
Lesser trochanter

두덩근선 치골근선
Pectineal line

거친선 조선
Linea aspera

가쪽위관절융선 외측상과융선
Lateral supracondylar ridge

안쪽위관절융선 내측상과융선
Medial supracondylar ridge

오금면 슬와면
Popliteal surface

모음근결절 내전근결절
Adductor tubercle

안쪽위관절융기 내측상과
Medial epicondyle

안쪽관절융기 내측과
Medial condyle

큰돌기 대전자
Greater trochanter

돌기사이능선 전자간능
Intertrochanteric crest

볼기거친면 둔근조면
Gluteal tuberosity

바깥위관절융기 외측상과
Lateral epicondyle

가쪽관절융기 외측과
Lateral condyle

융기사이오목 과간와
Intercondylar fossa

그림 61 오른쪽넙다리뼈, 뒷면(우측대퇴골, 후면)

오금동맥(붉은색) 및 정맥(푸른색)
슬와동맥(적색) 및 정맥(청색)
Popliteal artery (red) and vein (blue)

넙다리네갈래근의 힘줄
대퇴사두근의 건
Tendon of quadriceps femoris muscles

반막근 반막양근
Semimembranosus muscle

반힘줄근 반건양근
Semitendinosus muscle

정강신경 경골신경
Tibial nerve

넙다리뼈 대퇴골 Femur

무릎위활액주머니 슬개상활액낭
Suprapatellar bursa

무릎뼈의 관절연골
슬개골의 관절연골
Articular cartilage of patella

무릎뼈 슬개골 Patella

넙다리뼈의 관절연골(무릎면)
대퇴골의 관절연골(슬와면)
Articular cartilage of femur (patellar surface)

무릎아래지방체 슬개하지방체
Infra Patellar fat pad

무릎인대 슬개인대
Patellar ligam ent

오금근 슬와근
Popliteus muscle

장딴지근 비복근
Gastrocnemius muscle

넙치근 가자미근
Soleus muscle

가쪽반달 외측반월
Lateral meniscus

앞십자인대 전십자인대
Anterior cruciate ligament

뒤십자인대 후십자인대
Posterior cruciate ligament

정강뼈 경골
Tibia

그림 62　무릎(슬개), 옆시상단면-모델

앞십자인대 전십자인대
Anterior cruciate ligament

안쪽관절융기 내측과
Medial condyle

정강뼈쪽곁인대 경측측부인대
Tibial collateral ligament

안쪽반달 내측반월
Medial meniscus

뒤십자인대 후십자인대
Posterior cruciate ligament

정강뼈 경골 Tibia

넙다리뼈 대퇴골
Femur

종아리뼈쪽곁인대
비측측부인대
Fibular collateral ligament

가쪽관절융기 외측과
Lateral condyle

가쪽반달 외측반월
Lateral meniscus

넙다리두갈래근의 힘줄
대퇴이두근의 건(절단)
Tendon of biceps femoris
muscle(cut)

종아리뼈머리 비골두
Head of fibula

> **그림 63a** 신전된 오른쪽무릎(우측슬개), 후면

관절연골
Articular cartilage

가쪽관절융기 외측과
Lateral condyle

종아리뼈쪽곁인대 비측측부인대
Fibular collateral ligament

가쪽반달 외측반월
Lateral meniscus

넙다리두갈래근의 힘줄
대퇴이두근의 건(절단)
Tendon of biceps femoris
muscle(cut)

종아리뼈 비골
Fibula

무릎면 슬개면
Patellar surface

안쪽관절융기 내측과
Medial condyle

뒤십자인대 후십자인대
Posterior cruciate ligament

정강뼈쪽곁인대 경측측부인대
Tibial collateral ligament

안쪽반달 내측반월
Medial meniscus

앞십자인대 전십자인대
Anterior cruciate ligament

정강뼈 경골 Tibia

copyright©2012 Bluefish

> **그림 63b** 신전된 오른쪽무릎(우측슬개), 후면

안쪽관절융기의 앞관절면
내측과의 전관절면
Anterior Articular surface of
medial condyle

정강뼈거친면 경골조면
Tibial tuberosity

가쪽관절융기의 관절면
외측과의 관절면
Articular surface of lateral condyle

관절융기사이융기 과간융기
Tubercles of intercondylar
eminence

그림 64a 오른쪽정강뼈(우측경골)의 근위단, 상면

가쪽반달(종아리뼈)
외측반월 (비골)
Lateral malleolus(fibula)

발목관절의 아래관절면
발목관절의 하관절면
Inferior articular surface
for ankle joint

안쪽반달(정강뼈)
내측반월(경골)
Medial malleolus(tibia)

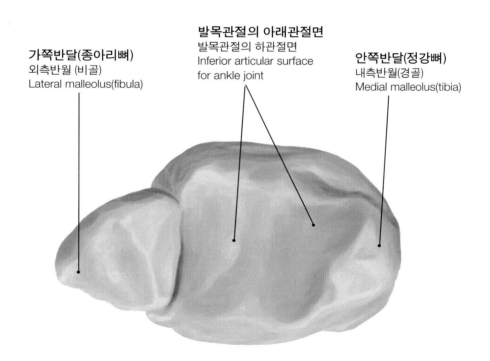

그림 64b 정강뼈(경골)와 종아리뼈(비골)의 원위단, 하면

넙다리곧은근 대퇴직근
Rectus femoris muscle

안쪽넓은근 내측광근
Vastus medialis muscle

가쪽넓은근 외측광근
Vastus lateralis muscle

무릎뼈 슬개골 Patella

정강뼈거친면 경골조면
Tibial tuberosity

긴종아리근 장비골근
Fibularis longus muscle

장딴지근 비복근
Gastrocnemius muscle

정강뼈의 앞모서리 경골의 전연
Anterior border of tibia

넙치근 가자미근
Soleus muscle

앞정강뼈근 전경골근
Tibialis anterior muscle

큰두렁정맥 대복제정맥
Great saphenous vein

안쪽복사 내과
Medial malleolus

가쪽복사 외과
Lateral malleolus

등쪽정맥활 배측정맥궁
Dorsal venous arch

긴엄지폄근의 힘줄 장무지신근의 건
Tendon of extensor hallucis longus

발가락폄근의 힘줄 지신근의 건
Tendons of extensor
digitorum longus

그림 65a 우측다리와 발, 전면

가쪽넓은근 외측광근
Vastus lateralis muscle

안쪽넓은근 내측광근
Vastus medialis muscle

넙다리네갈래근의 힘줄
대퇴사두근의 건
Quadriceps femoral tendon

무릎뼈 슬개골 Patella

넙다리의 안쪽복사 대퇴의 내과
Medial condyle of femur

무릎인대 슬개인대
Patellar ligament

장딴지근 비복근
Gastrocnemius muscle

앞정강뼈근 전경골근
Tibialis anterior muscle

넙치근 가자미근
Soleus muscle

정강뼈 경골 Tibia

긴발가락폄근 장지신근
Extensor digitorum longus muscle

긴엄지폄근 장무지신근
Extensor hallucis longus m uscle

안쪽복사 내과
Medial malleolus

가쪽복사 외과
Lateral malleolus

그림 65b 우측다리와 발의 절단면, 전면

오금동맥의 촉지부위
슬와동맥의 촉지부위
Site for palpation of popliteal artery

온종아리신경의 촉지부위
총비골신경의 촉지부위
Site for palpation of
common peroneal nerve

장딴지근, 가쪽머리 비복근 , 외측두
Gastrocnemius muscle, lateral head

장딴지근, 안쪽머리 비복근 , 내측두
Gastrocnemius muscle, medial head

넙치근 가자미근
Soleus muscle

긴종아리뼈근육의 힘줄
장비골근의 건
Tendon of fibularis longus

발꿈치힘줄 종골건
Calcaneal tendon

가쪽복사 외과
Lateral malleolus

안쪽복사 내과
Medial malleolus

발꿈치뼈 종골
Calcaneus

뒤정강이뼈동맥의 촉지부위
후경골동맥의 촉지부위
Site for palpation of posterior tibial
artery

그림 66a 우측다리와 발의 표면해부학, 후면

두덩정강근의 힘줄 박근의 건
Tendon of gracilis

반힘줄근의 힘줄 반건양근의 건
Tendon of semitendinosus muscle

반막근의 힘줄 반막양근의 건
Tendon of semimembranosus

장딴지근, 안쪽머리 비복근 , 내측두
Gastrocnemius muscle, medial head

발바닥근 족저근(절단)
Plantaris muscle (cut)

장딴지근, 바깥머리
비복근 , 외측두
Gastrocnemius muscle,
lateral head

뒤정강뼈근의 힘줄 후경골근의 건
Tendon of tibialis posterior

정강뼈신경 경골신경
Tibial nerve

넙다리두갈래근의 힘줄
대퇴이두근의 건
Tendon of biceps femoris muscle

온종아리신경 총비골신경
Common fibular nerve

발바닥근 족저근(절단)
Plantaris muscle (cut)

넙치근 가자미근
Soleus muscle

긴종아리뼈근 장비골근
Fibularis longus muscle

발꿈치힘줄 종골건
Calcaneal tendon

긴엄지굽힘근 장무지굴근
Flexor hallucis longus muscle

긴발가락굽힘근 장지굴근
Flexor digitorum longus muscle

짧은종아리근 단비골근
Fibularis brevis muscle

그림 66b 우측다리와 발의 천층절단, 후면

정강뼈의 가쪽복사 경골의 외과
Lateral condyle of tibia

정강뼈의 안쪽복사 경골의 내과
Medial condyle of tibia

종아리뼈머리 비골두
Head of fibula

위정강종아리관절 상경비관절
Superior tibiofibular joint

정강거친면 경골조면
Tibial tuberosity

종아리뼈의 뼈사이모서리
비골의 골간연
Interosseous border of fibula

앞모서리 전연
Anterior margin

종아리뼈몸통 비골체
Shaft of fibula

정강뼈의 뼈사이모서리
경골의 골간연
Interosseous border of tibia

종아리몸통 비골체
Shaft of tibia

아래정강종아리관절 하경비관절
Inferior tibiofibular joint

안쪽복사 내과
Medial malleolus

가쪽복사 외과
Lateral malleolus

아래관절면 하관절면
Inferior articular surface

그림 67a 정강뼈(경골)와 종아리뼈(비골), 전면

관절융기사이융기의 안쪽결절
과간융기의 내측결절
Medial tubercle of
intercondylar eminence

관절융기사이융기의 바깥결절
과간융기의 외측결절
Lateral tubercle of
intercondylar eminence

안쪽복사의 관절면 내과의 관절면
Articular surface of medial condyle

관절사이융기 과간융기
Intercondylar eminence

안쪽복사 내과
Medial malleolus

가쪽복사 외과
Lateral malleolus

종아리뼈머리 비골두
Head of fibula

오금선 슬와선
Popliteal line

종아리뼈 비골 Fibula

정강뼈 경골 Tibia

안쪽복사 내과
Medial malleolus

정강뼈와 종아리뼈의 관절면
경골과 비골의 관절면
Articular surfaces of tibia and fibula

가쪽복사 외과
Lateral malleolus

그림 67b 정강뼈(경골)와 종아리뼈(비골), 후면

가쪽넓은근 외측광근
Vastus lateralis m uscle

넙다리두갈래근, 짧은갈래
대퇴이두근 , 단두
Biceps femoris muscle,
short head

엉덩정강띠 장경인대
Iliotibial tract

무릎뼈 슬개골 Patella

종아리뼈머리 비골두
Head of fibula

장단지근의 바깥머리
비복근의 외측두
Lateral head of gastrocnemius muscle

무릎인대 슬개인대
Patellar ligament

앞정강근 전경골근
Tibialis anterior muscle

긴종아리뼈근 장비골근
Fibularis longus muscle

넙치근 가자미근
Soleus muscle

얕은종아리뼈신경 천비골신경
Superficial fibular nerve

짧은종아리뼈근 단비골근
Fibularis brevis muscle

발꿈치힘줄 종골건
Calcaneal tendon

긴발가락폄근 장지신근
Extensor digitorum longus muscle

발꿈치뼈 종골
Calcaneus

가쪽복사 외과
Lateral malleolus

아래폄근지지대 하신근지대
Inferior extensor retinaculum

그림 68a 우측다리와 발의 표층절단, 전외측면

장딴지신경 비복신경
Sural nerve

긴종아리뼈근 장비골근
Fibularis longus muscle

넙치근 가자미근
Soleus muscle

긴엄지굽힘근 장무지굴근
Flexor hallucis longus muscle

발꿈치힘줄 종골건
Calcaneal tendon

긴종아리근의 힘줄 장비골근의 건
Tendon of fibularis longus

발꿈치뼈 종골
Calcaneus

짧은종아리근의 힘줄 단비골근의 건
Tendon of fibularis brevis

새끼벌림근 소지외전근
Abductor digiti minimi muscle

짧은종아리근 단비골근
Fibularis brevis muscle

긴발가락폄근 장지신근
Extensor digitorum longus muscle

종아리뼈 비골 Fibula

위폄근지지대 상신근지대
Superior extensor retinaculum

아래폄근지지대 하신근지대
Inferior extensor retinaculum

긴발가락폄근의 힘줄 장지신근의 건
Tendons of extensor digitorum
longus muscle

긴엄지폄근 장무지신근
Extensor hallucis longus muscle

짧은발가락폄근 단지신근
Extensor digitorum brevis muscle

그림 68b 우측발의 천층절개, 외측면

가쪽복사 외과
Lateral malleolus

긴발가락폄근 장지신근
Extensor digitorum longus
muscle

안쪽복사 내과
Medial malleolus

앞정강뼈근의 힘줄 전경골근의 건
Tendon of tibialis anterior

발등동맥의 촉지부위
족배동맥의 촉지부위
Site for palpation of dorsalis
pedis artery

등쪽정맥활 배측정맥궁
Dorsal venous arch

긴엄지폄근의 힘줄 장무지신근의 건
Tendon of extensor hallucis longus

긴발가락폄근의 힘줄
장지신근의 건
Tendons of extensor digitorum
longus muscle

그림 69a　오른쪽발의 표층해부학, 상면

짧은종아리근 단비골근
Fibularis brevis muscle

위폄근지지대 상신근지대
Superior extensor retinaculum

종아리뼈의 가쪽복사 비골의 외과
Lateral malleolus of fibula

아래폄근지지대 하신근지대
Inferior extensor retinaculum

긴발가락폄근의 힘줄 장지신근의 건
Tendons of extensor digitorum longus

등쪽뼈사이근 배측골간근
Dorsal interosseus muscles

짧은발가락폄근의 힘줄
단지신근의 건
Tendons of extensor
digitorum brevis

정강뼈의 안쪽복사 경골의 내과
Medial malleolus of tibia

앞정강뼈의 힘줄 전경골근의 건
Tendon of tibialis anterior

긴엄지폄근의 힘줄 장무지신근의 건
Tendon of extensor hallucis longus

엄지벌림근 무지외전근
Abductor hallucis muscle

짧은엄지폄근의 힘줄
단무지신근의 건
Tendon of extensor hallucis brevis

그림 69b 오른쪽발의 표층절단, 상면

목말뼈 거골
Talus

발배뼈 주상골
Navicular

입방뼈 입방골
Cuboid

쐐기뼈 설상골
Cuneiform

발허리뼈 중족골(I-V)
Metatarsal bones(I-V)
Cuneiform

발가락뼈 지절골
Phalanges

발꿈치뼈 종골
Calcaneus

그림 70 오른쪽발의 발뼈(족근골), 가쪽면

긴발가락굽힘근의 힘줄
장지굴근의 건
Tendon of flexor
digitorum longus muscle

긴엄지굽힘근 장무지굴근
Flexor hallucis
longus muscle

안쪽관절융기 내측과
Medial malleolus

뒤정강동맥의 촉지부위
후경골동맥의 촉지부위
Site for palpation of posterior
tibial artery

긴종아리근의 힘줄 장비골근의 건
Tendon of fibularis longus muscle

발꿈치힘줄 종골건
Calcaneal tendon

가쪽관절융기 외측과
Lateral malleolus

긴발가락굽힘근의 힘줄 장지굴근의 건
Tendon of flexor digitorum
longus muscle

제5발허리뼈 제 5중족골저
Base of fifth metatarsal bone

발꿈치뼈 종골
Calcaneus

그림 71a 발목과 발, 후면

정강뼈 경골 Tibia

종아리뼈 비골 Fibula

거퇴관절 발목관절
Talocrural(ankle) joint

목말뼈 거골 Talus

안쪽복사 내측과
Medial malleolus

가쪽복사 외측과
Lateral malleolus

세모인대 삼각인대
Deltoid ligament

발꿈치뼈 종골
Calcaneus

목말발꿈치인대 거종인대
Talocalcaneal ligament

입방뼈 입방골
Cuboid

발꿈치입방관절 종입방관절
Calcaneocuboid joint

그림 71b　오른쪽발을 경유하는 전두단면, 후면

끝마디뼈 말절골
Distal phalanx

끝마디뼈 말절골
Distal phalanx

중간마디뼈 중절골
Middle phalanx

첫마디뼈 기절골
Proximal phalanx

첫마디뼈 기절골
Proximal phalanx

발허리뼈 중족골(I-V)
Metatarsal bones(I V)

V IV III II I

쐐기뼈 설상골
Cuneiform bones

입방뼈 입방골
Cuboid

발배뼈 주상골
Navicular

목말뼈 거골
Talus

발꿈치뼈 존골
Calcaneus

그림 72 오른쪽발뼈(우측족근골), 하면(족저면)

섬유힘줄외피 섬유건초
Fibrous tendon sheath

긴엄지굽힘근의 힘줄
장무지굴근의 건
Tendon of flexor hallucis
longus muscle

짧은발가락굽힘근의 힘줄
단지굴근의 견
Tendons of flexor digitorum brevis muscle

벌레근 충양근
Lumbrical muscles

짧은새끼굽힘근 단소지굴근
Flexor digiti minimi brevis muscle

짧은엄지굽힘근 단무지굴근
Flexor hallucis brevis muscle

새끼벌림근 소지외전근
Abductor digiti minimi muscle

엄지벌림근 무지외전근
Abductor hallucis muscle

짧은발가락굽힘근 단지굴곤
Flexor digitorum brevis muscle

발바닥널힘줄 족저건막(절단)
Plantar aponeurosis(cut)

발꿈치뼈 종골
Calcaneus

그림 73 오른쪽발의 표층절단, 하면(족저면)

사람해부학실습

PRACTICE OF
HUMAN ANATOMY

MEDICAL
ST★R 메디컬스타

머리말

　사람해부학은 의학계열을 비롯한 보건계열, 간호계열, 보완대체 및 체육계열 등 인체와 관련된 다양한 분야에서 가장 기본이 되는 영역으로 매우 중요한 기초학문의 하나로 자리잡고 있다. 특히, 사람해부학은 인체에 필수적인 이론도 매우 중요하지만 이와 더불어 인체에 대한 이론적 지식을 확인이나 뒷받침해 줄 수 있는 학습방법 또한 이에 못지 않게 중요하다. 따라서 이같은 목적을 위한 방법의 하나로 실제 해부실습을 통한 이론적 지식의 확인이 필수적임은 물론이거니와, 이와 더불어, 자세한 인체도보를 통해 인체구조를 입체적으로 능동적으로 익히는 학습방법이나 또한, 중요한 각 기관이나 장기에 대한 문제제시에 의한 질의응답에 의한 반복적인 문제해결 학습방법이 필수적이다. 본 실습서는 위와 같은 목적을 위한 일환으로 일반실습서와는 달리 인체의 조직과 장기의 구조를 하나씩 직접 그려 제작함으로서 알기쉬우면서도 자세하게 도보화 하였을 뿐만 아니라 꼭 알아야 할 중요 부분에 대해서는 문제를 통한 질문답변을 유도함으로서 보다 인체를 정확하면서도 자세히 이해할 수 있도록 하였다.

　앞으로 미비한 부분은 더욱 첨가 보완하여 내용이 보다 알차고 충실하게 될 수 있도록 끊임없는 많은 지도와 편달을 바란다. 끝으로 어려운 환경속에서도 기꺼이 출판을 위해 많은 도움을 주신 출판사 사장님을 비롯한 직원 선생님 모두에게 감사드린다.

2020년 6월

감수 일동

3

5

제1장

서론 Introduction

다음 그림에서 질문에 맞는 답의 번호를 기입하시오.

1) 해부학적 자세에서 인체를 전.후로 나누는 단면은?

2) 인체의 이마면과 시상면에 직각인 단면은?

3) 몸통에 가까운 부위를 나타내는 방향어는?

정답 : 1. 2   2. 11   3. 9

정답

(1) Anterior(앞; 전)

(2) Frontal plane(이마면; 관상면)

(3) Distal(먼쪽; 원위)

(4) Inferior(아래; 하)

(5) Lateral(가쪽; 외측)

(6) Medial(안쪽; 내측)

(7) Midsagittal plane(정중시상면)

(8) Posterior(뒤쪽; 후)

(9) Proximal(몸쪽; 근위)

(10) Superior(위; 상)

(11) Transverse plane(가로면; 수평면)

세포와 소기관
Cell and Organelle

다음 그림에서 질문에 맞는 답의 번호를 기입하시오.

1) RNA를 합성하는 곳은?

2) ATP를 생산하는 곳은?

3) 염색체를 형성하는 것은?

정답 : **1.** 13   **2.** 11   **3.** 4

정답

(1) Agranular endoplamic reticulum(매끈세포질 그물)
(2) Cell membrane(세포막)
(3) Centriole(중심소체; 중심체)
(4) Chromatin(염색질)
(5) Cytoplasm(세포질)
(6) Golgi apparatus(골지체)
(7) Granular endoplasmic reticulum(거친 세포질그물)
(8) Lysosomes(용해소체)
(9) Microtubule(미세관; 미세소관)
(10) Microvilli(미세융모)
(11) Mitochondria(사립체; 미토콘드리아)
(12) Nuclear membrane(핵막)
(13) Nucleolus(핵소체)
(14) Nucleus(핵)
(15) Peroxisome(과산화소체)
(16) Plasma membrane(형질막; 원형질막)
(17) Ribosomes(리보솜)

다음 그림에서 질문에 맞는 답의 번호를 기입하시오.

1) 허파꽈리를 형성하는 상피는?

2) 내장을 형성하는 근육세포는?

3) 염색체 조성이 22+x 로만 이루어진 세포는?

정답 : **1.** 5   **2.** 4   **3.** 3

정답

(1) Bone cell(뼈세포; 골세포)

(2) Nerve cell(신경세포)

(3) Ovum(난자; 난모세포)

(4) Smooth muscle cells(민무늬근육세포; 평활근세포)

(5) Simple squamous epithelium(단층편평상피)

(6) Simple cuboidal epithelium(단층입방상피)

(7) Simple columnar epithelium(단층원주상피)

(8) Pseudostratified columnar epithelium
   (거짓중층원주상피; 위중층원주상피)

(9) Sperm(정자)

(10) Striated muscle cells(가로무늬근육세포; 횡문근
   세포)

1

2

3

4

5

6

7

8

9

10

다음 그림에서 질문에 맞는 답의 번호를 기입하시오.

1) 혈관의 내피를 구성하는 상피는 ?

2) 땀샘의 분비관을 형성하는 상피는 ?

3) 기도점막이나 귀관을 형성하는 상피는 ?

정답 : 1. 7　2. 9　3. 2

정답

⑴ Basal lamina(바닥판; 기저판)

⑵ Ciliated pseudostratified columnar epithelium
(거짓 중층섬모원주상피; 위중층섬모원주상피)

⑶ Nucleus(핵)

⑷ Pseudostratified columnar epithelium
(거짓중층원주상피; 위중층원주상피)

⑸ Simple columnar epithelium(단층원주상피)

⑹ Simple cuboidal epithelium(단층입방상피)

⑺ Simple squamous epithelium(단층편평상피)

⑻ Stratified columnar epithelium(중층원주상피)

⑼ Stratified cuboidal epithelium(중층입방상피)

⑽ Stratified squamous epithelium(중층편평상피)

2

5

4

6

7

8

9

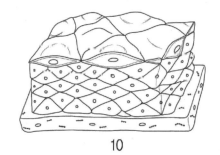

10

다음 그림에서 질문에 맞는 답의 번호를 기입하시오.

1) 압각수용체는?

2) 피부에서 유두층이 있는 곳은?

3) 피부가 아닌 층은?

정답 : **1.** 8　　**2.** 4　　**3.** 13

정답

(1) Adipose tissue(지방조직)

(2) Arrector pili muscle(털세움근; 입모근)

(3) Blood vessels(혈관)

(4) Dermis(진피)

(5) Epidermis(표피)

(6) Hairs(털; 모)

(7) Hair follicle(털주머니; 모낭)

(8) Pacinian corpuscle(파치니소체)

(9) Sebaceous gland(기름샘; 피지)

(10) Sensory nerve fibers(감각신경섬유)

(11) Skin(피부)

(12) Stratum corneum(각질층)

(13) Subcutaneous tissue(피부하조직)

제2장

뼈대계통 Skeletal system

다음 그림에서 질문에 맞는 답의 번호를 기입하시오.

1) 뼈의 부피자람을 도와주는 것은?

2) 뼈를 구성하는 기본적인 단위는?

3) 뼈의 길이자람을 도와주는 것은?

정답 : **1.** 10　　**2.** 9　　**3.** 8

정답

(1) Bone marrow(골수)

(2) Bone marrow cavity(뼈속공간; 골수강)

(3) Compact bone(치밀뼈; 치밀골)

(4) Diaphysis(뼈몸통; 골간)

(5) Distal epiphysis(먼쪽뼈끝; 원위골단)

(6) Distal articular cartilage(먼쪽관절물렁뼈; 원위관절연골)

(7) Endosteum(뼈속막; 골내막)

(8) Epiphyseal line(뼈끝선; 골단선)

(9) Osteon(뼈단위)

(10) Periosteum(뼈막; 골외막)

(11) Proximal articular cartilage(몸쪽관절물렁뼈; 근위관절연골)

(12) Proximal epiphysis(몸쪽뼈끝; 근위골단)

다음 그림에서 질문에 맞는 답의 번호를 기입하시오.

1) 뼈모세포가 바탕질을 만든후의 명칭은?

2) 신경과 혈관이 통과하는 뼈의 구조물은?

3) 뼈세포방을 연결하는 구조물은?

정답 : 1. 9   2. 3   3. 2

정답

⑴ Artery(동맥)

⑵ Canaliculi(뼈세관; 골세관)

⑶ Haversian canal(하버스관; 중심관)

⑷ Lamella(층판; 판)

⑸ Lacunae(뼈세포방; 열공)

⑹ Lymphatic vessel(림프관)

⑺ Matrix of compact bone(치밀뼈의 바탕질)

⑻ Nerve(신경)

⑼ Osteocyte(뼈세포; 골세포)

⑽ Vein(정맥)

사람의 머리뼈
Human skull

다음 그림에서 질문에 맞는 답의 번호를 기입하시오.

1) 아래턱뼈에서 턱관절 (T - M Joint)을 형성하는 것은?

2) u자 모양으로 다른 뼈와 관절하지 않은 것은?

3) 뺨의 돌출된 부위를 형성하는 뼈는?

정답 : **1.** 3　**2.** 7　**3.** 20

정답

⑴ Coronal suture(관상봉합)
⑵ Coronoid process(근육돌기; 근돌기)
⑶ Condyle(관절융기; 하악과)
⑷ Ethmoid(벌집뼈; 사골)
⑸ External auditory meatus(바깥귀길; 외이도)
⑹ Frontal bone(이마뼈; 전두골)
⑺ Hyoid bone(목뿔뼈; 설골)
⑻ Lacrimal bone(눈물뼈; 누골)
⑼ Lambdoidal suture(시옷봉합; 람다봉합)
⑽ Mandible(아래턱뼈; 하악골)
⑾ Mastoid process(꼭지돌기; 유양돌기)
⑿ Maxilla(위턱뼈; 상악골)
⒀ Nasal bone(코뼈; 비골)
⒁ Occipital bone(뒤통수뼈; 후두골)
⒂ Parietal bone(마루뼈; 두정골)
⒃ Squamosal suture(비늘봉합; 인상봉합)
⒄ Sphenoid bone(나비뼈; 접형골)
⒅ Styloid process(붓돌기; 경상돌기)
⒆ Temporal bone(관자뼈; 측두골)
⒇ Zygomatic bone(광대뼈; 관골)

사람의 머리뼈

Human skull

다음 그림에서 질문에 맞는 답의 번호를 기입하시오.

1) 코선반뼈중 얼굴뼈에 속하는 것은?

2) 뇌와 척수의 경계 부위는?

3) 벌집뼈와 같이 코중격을 형성하는 뼈는?

정답 : **1.** 6   **2.** 4   **3.** 24

정답

(1) Body of the mandible(아래턱뼈의 몸통; 하악골체)

(2) Coronal suture(관상봉합)

(3) External auditory meatus(바깥귀길; 외이도)

(4) Foramen magnum(큰구멍 ; 대공)

(5) Frontal bone(이마뼈; 전두골)

(6) Inferior nasal concha(아래코선반; 하비갑개)

(7) Lacrimal bone(눈물뼈; 누골)

(8) Lambdoidal suture(시옷봉합; 삼각봉합)

(9) Mandibular fossa(턱관절 오목; 하악와)

(10) Mastoid process(꼭지돌기; 유양돌기)

(11) Maxilla(위턱뼈; 상악골)

(12) Nasal bone(코뼈; 비골)

(13) Occipital bone(뒤통수뼈; 후두골)

(14) Occipital condyle(뒤통수뼈의 관절융기; 후두골의 관절융기)

(15) Palatine bone(입천장뼈)

(16) Palatine process of maxilla(위턱뼈의 입천장돌기)

(17) Parietal bone(마루뼈; 두정골)

(18) Perpendicular plate(수직판)

(19) Sagittal suture(시상봉합)

(20) Sphenoid bone(나비뼈; 접형골)

(21) Squamous suture(비늘봉합; 인상봉합)

(22) Styloid process of temporal bone(관자뼈의 붓돌기; 측두골의 경상돌기)

(23) Temporal bone(관자뼈; 측두골)

(24) Vomer(보습뼈; 서골)

(25) Zygomatic arch(광대활; 관골궁)

다음 그림에서 질문에 맞는 답의 번호를 기입하시오.

1) 척주에서 골반을 형성하는데 관여하는 가장 큰 뼈는?

2) 척수신경이 나오는 곳은?

3) 허리뚫기가 이루어지는 뼈는?

인체해부학 실습

정답 : **1.** 10　**2.** 8　**3.** 9

정답

(1) Atlas(고리뼈; 환추)

(2) Auricular surface(귓바퀴면; 이상면)

(3) Axis(중쇠뼈; 축추)

(4) Cervical vertebra(목뼈; 경추)

(5) Coccyx(꼬리뼈; 미골)

(6) Dens of the axis(치아돌기; 치돌기)

(7) Intervertebral disc(척추원반; 추간원판)

(8) Intervertebral foramina(척추사이구멍; 추간공)

(9) Lumbar vertebra(허리뼈; 요추)

(10) Sacrum(엉치뼈; 천골)

(11) Spinous process(가시돌기; 극돌기)

(12) Thoracic vertebra(등뼈; 흉추)

(13) Transverse foramen(가로돌기구멍; 횡돌기공)

(14) Transverse process(가로돌기; 횡돌기)

다음 그림에서 질문에 맞는 답의 번호를 기입하시오.

1) 갈비뼈결절과 관절하는 등뼈 부위는?

2) 척추사이 구멍을 형성하는 것은?

3) 척수가 통과하는 척주관을 형성하는 것은?

정답 : **1.** 12   **2.** 3   **3.** 14

정답

(1) Inferior articular facet(아래관절오목; 하관절와)

(2) Inferior costal facet(아래갈비오목; 하늑골와)

(3) Inferior notch(아래척추 뼈패임; 하척추절흔)

(4) Lamina(척추고리판; 추궁판)

(5) Pedicle(척추뼈고리뿌리; 추궁근)

(6) Pedicle notch(척추뼈고리뿌리패임; 추궁근절흔)

(7) Spinous process(가시돌기; 극돌기)

(8) Spinal cord(척수)

(9) Superior articular facet(위관절오목; 상관절와)

(10) Superior costal facet(위갈비오목; 상늑골와)

(11) Transverse costal facet(가로갈비오목; 횡늑골와)

(12) Transverse process(가로돌기; 횡돌기)

(13) Vertebral body(척추뼈몸통; 추체)

(14) Vertebral foramen(척추뼈구멍; 추공)

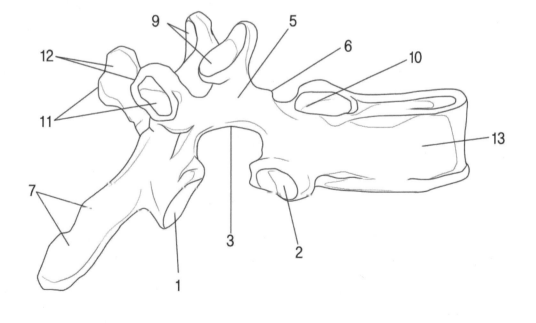

다음 그림에서 질문에 맞는 답의 번호를 기입하시오.

1) 목뼈에서 척추동맥이 통과하는 곳은?

2) 엉치뼈신경과 혈관이 통과하는 곳은?

3) 엉치뼈곳이 위치하는 부위는?

정답 : **1.** 12   **2.** 9   **3.** 2

인체해부학 실습

정답

(1) Bifid spinous process(두갈래가시돌기; 이분극돌기)

(2) Body of first sacral(첫째 엉치뼈의 몸통; 제1 천추체)

(3) Coccyx(꼬리뼈; 미골)

(4) Dens(치아돌기; 치돌기)

(5) Inferior articular facet(아래관절오목; 하관절와)

(6) Posterior arah(뒤결절; 후결절)

(7) Sacral body(엉치뼈몸통; 천골추체)

(8) Sacral canal(엉치뼈관; 천골관)

(9) Sacral foramen(엉치뼈구멍; 천골공)

(10) Sacral hiatus(엉치뼈틈새; 천골열공)

(11) Superior articular facet(위관절오목; 상관절와)

(12) Transverse foramen(가로돌기구멍; 횡돌기공)

(13) Transverse process(가로돌기; 횡돌기)

다음 그림에서 질문에 맞는 답의 번호를 기입하시오.

1) 일생동안 조혈기능이 있는 뼈는?

2) 등뼈의 가로돌기와 관절하는 갈비뼈 부위는?

3) 갈비뼈중 제 11, 12 갈비뼈가 속하는 것은?

정답 : **1.** 18   **2.** 19   **3.** 9

정답

(1) Auricular facet(관절면)

(2) Body of ribs(갈비뼈몸통; 늑골체)

(3) Body of the sternum(복장뼈몸통; 흉골체)

(4) Clavicular notch(빗장패임; 쇄골절흔)

(5) Costal cartilage(갈비뼈연골; 늑연골)

(6) Costal groove(갈비뼈고랑; 늑골구)

(7) False ribs(거짓갈비뼈; 가늑골)

(8) First costal notch(첫째갈비패임; 제1늑골절흔)

(9) Floating ribs(뜬갈비뼈; 부유늑골)

(10) Head of the rib(갈비뼈머리; 늑골두)

(11) Jugular notch(목아래 패임; 흉상절흔)

(12) L1 vertebra(첫번째 허리뼈; 제1요추)

(13) Manubrium(복장뼈자루; 흉골병)

(14) Neck of the rib(갈비뼈목; 늑골경)

(15) Scalene tubercle(앞목갈비근결절; 사각결절)

(16) Sternal angle(복장뼈각; 흉골각)

(17) Sternal extremity(복장끝; 흉골단)

(18) Sternum(복장뼈; 흉골)

(19) Tubercle of the rib(갈비뼈결절; 늑골결절)

(20) Ture ribs(참갈비뼈; 진늑골)

(21) Xiphoid process(칼돌기; 검상돌기)

(22) Xiphisternal junction(칼몸통연결; 흉골검연결)

다음 그림에서 질문에 맞는 답의 번호를 기입하시오.

1) 빗장뼈에서 복장뼈와 관절하는 곳은?

2) 어깨 관절을 형성하는 어깨뼈의 부위는?

3) 어깨뼈에서 가시아래근육이 부착하는 곳은?

정답 : **1.** 14　　**2.** 7　　**3.** 10

정답

(1) Acrominal end(봉우리끝; 견봉단)

(2) Acromion (봉우리; 견봉)

(3) Axillary border(겨드랑이모서리; 액와연)

(4) Clavial end(빗장뼈끝; 쇄골단)

(5) Conoid tubercle(원뿔인대결절; 원추인대결절)

(6) Coracoid process(부리돌기; 오훼돌기)

(7) Glenoid cavity(관절오목; 관절와)

(8) Impression of costoclavicular ligament(갈비빗장
인대자국; 늑쇄인대압흔)

(9) Inferior angle(아래각; 하각)

(10) Infraspinous fossa(가시아래오목; 극하와)

(11) Infraglenoid tubercle(관절오목아래결절; 관절하결절)

(12) Scapular notch(어깨뼈패임; 견갑절흔)

(13) Spine of the scapula(어깨뼈가시; 견갑극)

(14) Sternal end(복장뼈끝; 흉골단)

(15) Subscapular fossa(어깨뼈밑오목; 견갑하와)

(16) Superior angle(위각; 상연)

(17) Superior border(위모서리; 상연)

(18) Supraspinous fossa(가시위오목; 극상와)

(19) Trapezoid line(마름인대선; 승모형선)

(20) Vertebral border(추골모서리; 척추연)

위팔뼈
Humerus

다음 그림에서 질문에 맞는 답의 번호를 기입하시오.

1) 위팔뼈에서 어깨세모근이 부착하는 부위는?

2) 위팔뼈에서 노뼈머리와 관절하는 부위는?

3) 위팔뼈에서 골절이 빈번히 일어나는 부위는?

정답 : **1.** 3   **2.** 2   **3.** 12

정답

(1) Anatomical neck(해부목; 해부경)

(2) Capitulum(위팔뼈작은머리; 상완골소두)

(3) Deltoid tuberosity(어깨세모근거친면; 삼각근조면)

(4) Greater tubercle(큰결절; 대결절)

(5) Head of the humerus(위팔뼈머리; 상완골두)

(6) Intertubercular groove(결절사이고랑; 결절간구)

(7) Medial epicondyle(안쪽위관절융기; 내측상과)

(8) Lateral supracondylar ridge(가쪽관절융기위능선; 외측과상능)

(9) Lesser tubercle(작은결절; 소결절)

(10) Lateral epicondyle(가쪽위관절융기; 외측상과)

(11) Olecranon fossa(팔꿈치오목; 주두와)

(12) Surgical neck(외과목; 외과경)

(13) Trochlea(도르래; 활차)

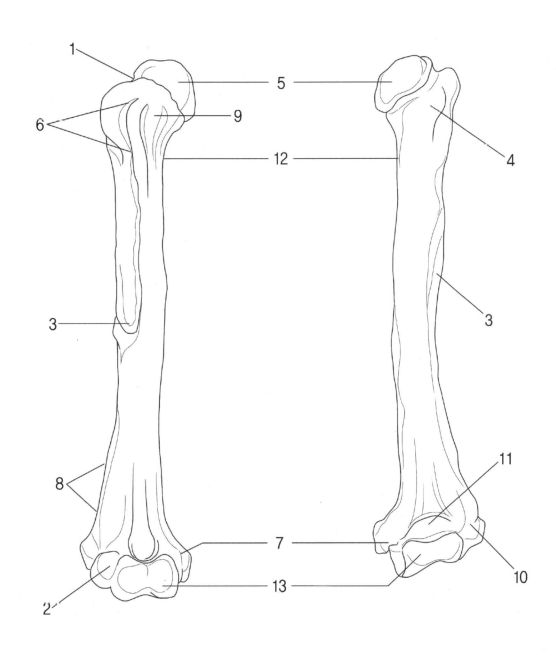

16

아래팔뼈-노뼈와 자뼈
Forearm-Radius & Ulna

다음 그림에서 질문에 맞는 답의 번호를 기입하시오.

1) 자뼈의 도르레패임과 관절하는 위팔뼈 부위는?

2) 노뼈와 자뼈를 잇는 뼈사이막이 부착하는 곳은?

3) 반달뼈가 위치하고 있는 것은?

정답 : **1.** 15   **2.** 5   **3.** 10

정답

(1) Capitulum(위팔뼈작은머리; 상완골소두)
(2) Coronoid process(갈고리돌기; 구상돌기)
(3) Head of radius(노뼈머리; 요골두)
(4) Head of ulna(자뼈머리; 척골두)
(5) Interosseous margin(뼈사이모서리; 골간능)
(6) Lateral epicondyle(가쪽위관절융기; 외측상과)
(7) Medial epicondyle(안쪽위관절융기; 내측상과)
(8) Neck of radius(노뼈목; 요골경)
(9) Olecranon process(팔꿈치머리돌기; 주두돌기)
(10) Proximal row of carpal bones(몸쪽손목뼈; 근위열

수근골)
(11) Radial notch(노패임; 요골절흔)
(12) Radial tuberosity(노뼈거친면; 요골조면)
(13) Styloid process of radius(노뼈의 붓돌기; 요골경상 돌기)
(14) Styloid process of ulna(자뼈의 붓돌기; 척골경상 돌기)
(15) Trochlea(도르래; 활차)
(16) Trochlear notch(도르래패임; 활차절흔)

다음 그림에서 질문에 맞는 답의 번호를 기입하시오.

1) 손의 엄지뼈와 관절하고 있는 손목뼈는?

2) 손목뼈중 몸쪽열을 형성하며 손배뼈와 접하고 있는 뼈는?

3) 손목뼈중 낫처럼 굽어 있는 뼈는?

정답 : **1.** 12   **2.** 5   **3.** 4

정답

(1) Capitate(알머리뼈; 유두골)

(2) Carpals(손목뼈; 수근골)

(3) Distal phalanx(끝마디뼈; 말절골)

(4) Hamate(갈고리뼈; 유구골)

(5) Lunate(반달뼈; 월상골)

(6) Metacarpal bones(손허리뼈; 중수골)

(7) Middle phalanx(중간마디뼈; 중절골)

(8) Phalange(손가락뼈; 지골)

(9) Pisiform(콩알뼈; 두상골)

(10) Proximal phalanx(첫마디뼈; 기절골)

(11) Scaphoid(손배뼈; 주상골)

(12) Trapezium(큰마름뼈; 대능형골)

(13) Trapezoid(작은마름뼈; 소능형골)

(14) Triquetrum(세모뼈; 삼각골)

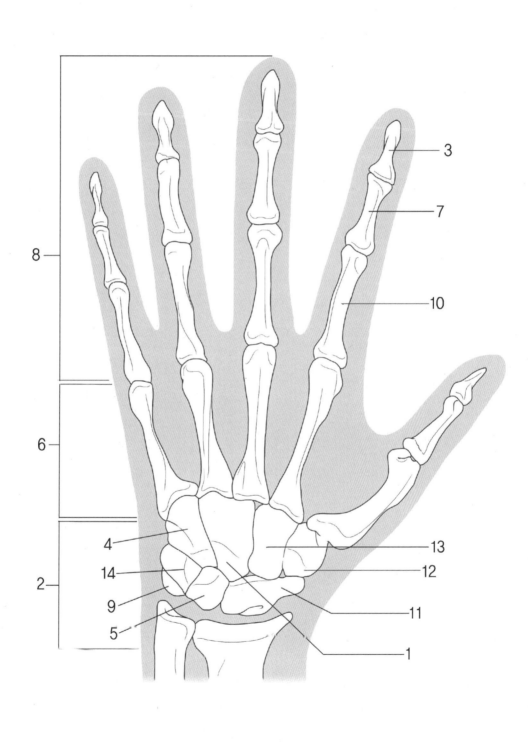

볼기 뼈
Hip bone

다음 그림에서 질문에 맞는 답의 번호를 기입하시오.

1) 2개의 두덩뼈를 잇는 결합부위는?

2) 볼기뼈에서 막창자 꼬리의 위치를 추정할 때 이용되는 곳은?

3) 볼기뼈에서 볼기근육이 부착하는 곳은?

정답 : **1.** 19   **2.** 2   **3.** 7

정답 ───────────────────────────────

⑴ Acetabulum(볼기뼈절구; 관골구)

⑵ Anterior superior iliac spine(ASIS)(위앞엉덩뼈가시; 상전장골극)

⑶ Auricular surface(귓바퀴면; 이상면)

⑷ Coccyx(꼬리뼈; 미골)

⑸ Hip bone(볼기뼈; 관골)

⑹ Iliac crest(엉덩뼈능선; 장골능)

⑺ Ilium(엉덩뼈; 장골)

⑻ Ischial spine(궁둥뼈가시; 좌골극)

⑼ Ischial tuberosity(궁둥뼈결절; 좌골결절)

⑽ Ischium(엉덩뼈; 좌골)

⑾ Obturator foramen(폐쇄구멍; 폐쇄공)

⑿ Pelvic inlet(골반입구; 골반상구)

⒀ Posterior inferior iliac spine(PIIS) (아래뒤엉덩뼈가시;하후장골극)

⒁ Pubic arch(두덩활; 치골궁)

⒂ Pubis(두덩뼈; 치골)

⒃ Ramus of ischium(궁둥뼈가지; 좌골지)

⒄ Sacroiliac joint(엉치엉덩뼈관절; 천장관절)

⒅ Sacrum(엉치뼈; 천골)

⒆ Symphysis pubis(두덩결합; 치골결합)

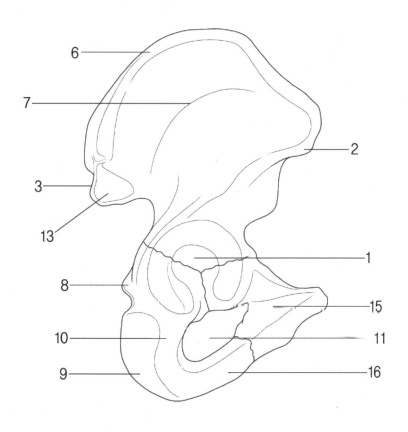

다음 그림에서 질문에 맞는 답의 번호를 기입하시오.

1) 넙다리뼈 머리인대가 부착하는 넙다리뼈 부위는?

2) 엉덩관절을 형성하는 부위는?

3) 십자인대가 부착하는 넙다리뼈 부위는?

정답 : **1.** 4 **2.** 2 **3.** 7

정답

(1) Adductor tubercle(모음근결절; 내전근결절)

(2) Femoral head(넙다리뼈머리; 대퇴골두)

(3) Femoral neck (넙다리뼈목; 대퇴골경)

(4) Fovea capitis(넙다리뼈머리오목; 대퇴골두와)

(5) Greater trochanter(큰돌기; 대전자)

(6) Intertrochanteric crest(돌기사이능선; 전자간능)

(7) Intercondylar fossa(융기사이오목; 과간와)

(8) Lateral condyle of the femur(넙다리뼈가쪽관절융기; 대퇴골외측과)

(9) Lesser trochanter(작은돌기; 소전자)

(10) Linea aspera of the femur(넙다리뼈거친선; 대퇴골조선)

(11) Medial condyle of the femur(넙다리뼈안쪽관절융기;대퇴골내측과)

(12) Popliteal fossa(오금; 슬와)

(13) Patellar surface(무릎면; 슬개면)

다리-정강뼈와 종아리뼈
Leg bones-Tibia & Fibula

Right side, Anterior view

다음 그림에서 질문에 맞는 답의 번호를 기입하시오.

1) 뼈사이막이 부착하는 곳은?

2) 발목관절의 형성시 관여하는 발목뼈는?

3) 무릎인대가 부착하는 정강뼈 부위는?

정답 : **1.** 6   **2.** 11   **3.** 12

정답

(1) Calcaneus(발꿈치뼈; 종골)

(2) Condyles of femur(넙다리뼈관절융기; 대퇴골과)

(3) Crest of the tibia(정강뼈능선; 경골능)

(4) Head of the fibula(종아리뼈머리; 비골두)

(5) Intercondylar eminence(융기사이융기; 과간융기)

(6) Interosseous border(뼈사이모서리; 골간연)

(7) Lateral condyle of the tibia(정강뼈가쪽관절융기;
경골외측과)

(8) Lateral malleolus of the fibula(종아리뼈가쪽복사;
비골외과)

(9) Medial condyle of the tibia(정강뼈안쪽관절융기;
경골내측과)

(10) Medial malleolus of the tibia(정강뼈안쪽복사; 경골
내과)

(11) Talus(목말뼈; 거골)

(12) Tuberosity of the tibia(정강뼈거친면; 경골조면)

다음 그림에서 질문에 맞는 답의 번호를 기입하시오.

1) 발목뼈에서 발꿈치힘줄 (아킬레스건)이 부착하는 것은?

2) 3개의 쐐기뼈와 관절하는 발목뼈는?

3) 안쪽 및 가쪽세로발바닥활을 형성하는데 모두 관여하는 발목뼈는?

정답 : **1.** 1   **2.** 10   **3.** 1

정답

(1) Calcaneus(발꿈치뼈; 종골)

(2) Cuboid(입방뼈; 입방골)

(3) Distal phalanx(끝마디뼈; 말절골)

(4) Fibula(종아리뼈; 비골)

(5) Intermediate cuneiform(둘째쐐기뼈; 중간설상골)

(6) Lateral cuneiform(셋째쐐기뼈; 외측설상골)

(7) Medial cuneiform(첫째쐐기뼈; 내측설상골)

(8) Metatarsal bone(발허리뼈; 중족골)

(9) Middle phalanx(중간마디뼈; 중절골)

(10) Navicular(발배뼈; 주상골)

(11) Phalanges(발가락뼈; 지골)

(12) Proximal phalanx(첫마디뼈; 기절골)

(13) Talus(목말뼈; 거골)

(14) Foot arch(발활; 족궁)

제
2
장
뼈
대
계
통

제3장

관절계통 Articulations

다음 그림에서 질문에 맞는 답의 번호를 기입하시오.

1) 어깨뼈 패임을 연결해주는 인대는?

2) 빗장뼈와 어깨뼈의 봉우리를 잇는 인대는?

3) 머리가 2개인 근육은?

인체해부학 실습

정답 : **1.** 14　　**2.** 2　　**3.** 3

정답

⑴ Acromion(봉우리; 견봉)

⑵ Acromioclavicular ligament(봉우리빗장인대; 견봉쇄골인대)

⑶ Biceps brachii(위팔두갈래근; 상완이두근)

⑷ Coracoid process(부리돌기; 오훼돌기)

⑸ Clavicle(빗장뼈; 쇄골)

⑹ Coracoacromial ligament(부리봉우리인대; 오훼견봉인대)

⑺ Coracoclevicular ligament(부리빗장인대; 오훼쇄골인대)

⑻ Conoid process(원뿔돌기; 원추돌기)

⑼ Humerus(위팔뼈; 상완골)

⑽ Intertubercular groove(결절사이고랑; 결절간구)

⑾ Subscapularis muscle(어깨밑근; 견갑하근)

⑿ Subscapular fossa(어깨뼈밑오목; 견갑하와)

⒀ Tendan of long head of biceps brachii(위팔두갈래근힘줄)

⒁ transverse—transverse scapular ligament(어깨가로인대, 견갑횡인대)

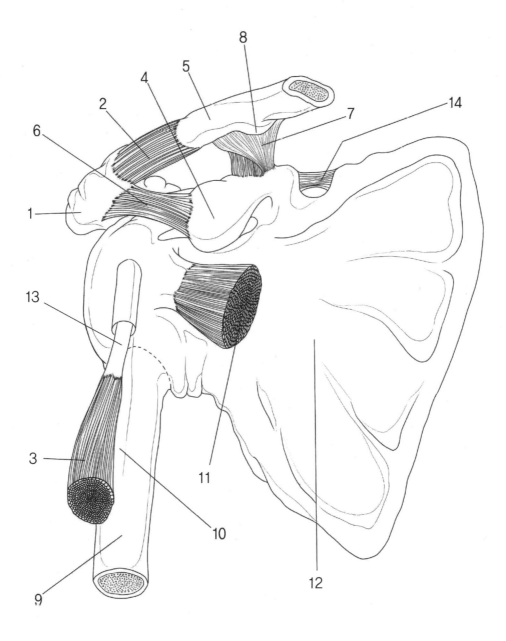

팔꿈관절
Elbow joint

다음 그림에서 질문에 맞는 답의 번호를 기입하시오.

1) 팔의 과도한 모음을 방지해 주는 인대는?

2) 노뼈머리를 싸서 이의 탈구를 방지해 주는 인대는?

3) 자뼈와 노뼈사이를 비스듬히 연결하여 결합을 보강해주는 인대는?

정답 : **1.** 6　　**2.** 1　　**3.** 8

정답

(1) Annular ligament(윤상인대)

(2) Articular capsule(관절주머니; 관절낭)

(3) Biceps brachii muscle(위팔두갈래근; 상완이두근)

(4) Humerus(위팔뼈; 상완골)

(5) Interosseous membrane(뼈사이막; 골간막)

(6) Medial collateral ligament(안쪽곁인대; 내측측부
　　인대)

(7) Medial epicondyle of the humerus(위팔뼈의 안쪽
　　위관절융기; 상완골의 내측상과)

(8) Oblique cord(빗끈; 사삭)

(9) Olecranon process(팔꿈치머리돌기; 주두돌기)

(10) Radius(노뼈; 요골)

(11) Radial tuberosity(노뼈거친면; 요골조면)

(12) Ulna(자뼈; 척골)

다음 그림에서 질문에 맞는 답의 번호를 기입하시오.

1) 척추뼈의 앞면을 길게 이어주는 인대는?

2) 궁둥신경(좌골신경)이 지나는 곳은?

3) 엉덩뼈와 넙다리뼈를 이어주는 인대는?

정답 : 1. 1   **2.** 6   **3.** 7

정답

(1) Anterior longitudinal ligament(앞세로인대; 전종인대)

(2) Anterior sacroiliac ligament(앞엉치엉덩인대; 전천장인대)

(3) Anterior superior iliac spine(위앞엉덩뼈가시; 상전장골극)

(4) Femur(넙다리뼈; 대퇴골)

(5) Fifth lumbar vertebra(다섯번째허리뼈; 5번요추)

(6) Greater sciatic foramen(큰궁둥구멍; 대좌골공)

(7) Iliofemoral ligament(엉덩넙다리인대; 장골대퇴인대)

(8) Iliolumbar ligament(엉덩허리인대; 장요인대)

(9) Iliac fossa(엉덩뼈오목; 장골와)

(10) Intervertebral disc(척추사이원반; 추간원판)

(11) Inguinal ligament(샅고랑인대; 서혜인대)

(12) Lesser sciatic foramen(작은궁둥구멍; 소좌골공)

(13) Lesser trochanter(작은돌기; 소전자)

(14) Pubic symphysis(두덩결합; 치골결합)

(15) Sacrospinous ligament(엉치가시인대; 천극인대)

(16) Sacrotuberous ligament(엉치결절인대; 천결절인대)

다음 그림에서 질문에 맞는 답의 번호를 기입하시오.

1) 다리의 과도한 벌림을 방지해 주는 인대는?

2) 무릎관절을 보강해주는 연골로 다른쪽 연골보다 손상을 더 많이 받는 것은?

3) 십자인대중 넙적다리의 이탈방지에 역할이 큰 것은?

정답 : **1.** 6   **2.** 9   **3.** 15

정답

(1) Anterior cruciate ligament(앞십자인대; 전십자인대)

(2) Femur(넙다리뼈; 대퇴골)

(3) Fibula(종아리뼈; 비골)

(4) Intercondylar groove(융기사이 고랑)

(5) Interosseous membrane(뼈사이막; 골간막)

(6) Lateral collateral ligament(가쪽곁인대; 외측측부인대)

(7) Lateral meniscus(가쪽반달; 외측반월)

(8) Medial epicondyle(안쪽관절융기; 내측과)

(9) Medial meniscus(안쪽반달; 내측반월)

(10) Medial collateral ligament(proximal end)(안쪽곁인대-몸쪽; 내측측부인대-근위)

(11) Medial epicondyle(안쪽위관절융기; 내측상과)

(12) Medial collateral ligament(distal end)(안쪽곁인대-먼쪽; 내측측부인대- 원위)

(13) Patella(무릎뼈; 슬개골)

(14) Patellar ligament(무릎인대; 슬개인대)

(15) Posterior curciate ligament(뒤십자인대; 후십자인대)

(16) Posterior tibiofibular ligament(뒤정강종아리인대; 후경비인대)

(17) Tibia(정강뼈; 경골)

(18) Tibial tuberosity(정강뼈거친면; 경골조면)

손목과 발목관절
Joint of wrist and ankle

다음 그림에서 질문에 맞는 답의 번호를 기입하시오.

1) 발목관절의 안쪽을 강하게 보강해주는 인대는?

2) 손에서 손목관절에 해당되는 부위는?

3) 발목관절에 해당되는 부위는?

정답 : **1.** 9   **2.** 25   **3.** 31

정답

(1) Articular disc(관절원반)

(2) Calcaneocuboid joint(발꿈치입방관절; 종입방관절)

(3) Calcaneofibula ligament(발꿈치종아리인대; 종비인대)

(4) Calcaneus(발꿈치뼈; 종골)

(5) Carpal interosseus ligament(손목뼈사이인대; 수근간인대)

(6) Carpometacarpal joint(손목손허리관절; 수근중수관절)

(7) Cuboid bone(입방뼈; 입방골)

(8) Cuneonavicular joint(쐐기발배관절; 설주관절)

(9) Deltoid ligament(세모인대; 삼각인대)

(10) Distal radioulnar joint(먼쪽노자관절; 원위요척관절)

(11) Fibular(종아리뼈; 비골)

(12) Hamate bone(갈고리뼈; 유구골)

(13) Intercarpal joint(손목뼈사이관절; 수근간관절)

(14) Intermetacarpal joint(손허리뼈사이관절; 중수간관절)

(15) Intermetatarsal joint(발허리뼈사이관절; 종족간관절)

(16) Interosseous talocalcaneal ligament(뼈사이목말발꿈치; 골간거종인대)

(17) Lateral malleolus(가쪽복사; 외측과)

(18) Medial cuneiform(안쪽쐐기뼈; 내측설상골)

(19) Medial malleolus(안쪽복사; 내측과)

(20) Membrana interossea cruris(하퇴골간막)

(21) Metacarpal bone(1th)(제1손허리뼈; 제1중수골)

(22) Metacarpal bone(5th)(제5손허리뼈; 제5중수골)

(23) Metatarsal bone(5th)(제5발허리뼈; 제5중족골)

(24) Navicular bone(주상골; 발배뼈)

(25) Radiocarpal joint(손목관절; 요골수근관절)

(26) Radius(노뼈; 요골)

(27) Saddle joint of of thumb(엄지안장관절; 무지안관절)

(28) Scaphoid bone(손배뼈; 주상골)

(29) Subtalar joint(목말밑관절; 거골하관절)

(30) Talocalcaneonavicular joint(목말발꿈치발배관절; 거종주관절)

(31) Talocrural joint (발목관절; 목말다리관절)

(33) Tarsometatarsal joint(발목발허리관절; 족근중족관절)　　　(36) Triquetrum(세모뼈; 삼각골)

(34) Tibia(정강뼈; 경골)　　　(37) Ulna(자뼈; 척골)

(35) Trapezium bone(큰마름뼈; 대능형골)

제4장

근육계통 Muscular system

다음 그림에서 질문에 맞는 답의 번호를 기입하시오.

1) 휘파람이나 악기를 불 때 사용되는 근육은?

2) 보조개를 형성하는 근육은?

3) 이마에 주름을 형성하거나 눈썹을 올리는 근육은?

정답 : **1.** 1   **2.** 12   **3.** 6

정답

(1) Buccinator(볼근; 협근)

(2) Corrugator supercilii(눈썹주름근; 추미근)

(3) Depressor anguli oris(입꼬리내림근; 구각하체근)

(4) Depressor labii inferioris(아랫입술내림근; 하순하체근)

⑤ Facial muscle(얼굴근육; 안면근)

⑥ Frontalis(이마근; 전두근)

⑦ Levator anguli oris(입꼬리올림근; 구각거근)

⑧ Levator labii superioris(위입술올림근; 상순거근)

⑨ Nasalis(코근; 비근)

⑩ Orbicularis oculi(눈둘레근; 안륜근)

⑪ Orbicularis oris(입둘레근; 구륜근)

⑫ Risorius(입꼬리당김근; 소근)

⑬ Zygomaticus major and minor(큰, 작은광대근; 대, 소 관골근)

28

얼굴과 목의 얕은 근육
Superficial muscle of face and neck

다음 그림에서 질문에 맞는 답의 번호를 기입하시오.

1) 음식을 씹을때 가장 강하게 작용하는 근육은?

2) 눈주위를 둥그렇게 싸고 있는 근육은?

3) 빗장뼈와 복장뼈에서 일어나 관자뼈의 꼭지돌기에 닿는 근육은?

정답 : 1. 4   2. 6   3. 8

정답

(1) Buccinator(볼근; 협근)

(2) Epicranial aponeurosis(머리덮개널힘줄; 모상건막)

(3) Frontalis(이마근; 전두근)

(4) Masseter(깨물근; 교근)

(5) Occipitalis(뒤통수근; 후두근)

(6) Orbicularis oculi(눈둘레근; 안륜근)

(7) Orbicularis oris(입둘레근; 구륜근)

(8) Sternocleidomastoid(목빗근; 흉쇄유돌근)

(9) Temporalis(관자근; 측두근)

(10) Zygomaticus major(큰광대근; 대관골근)

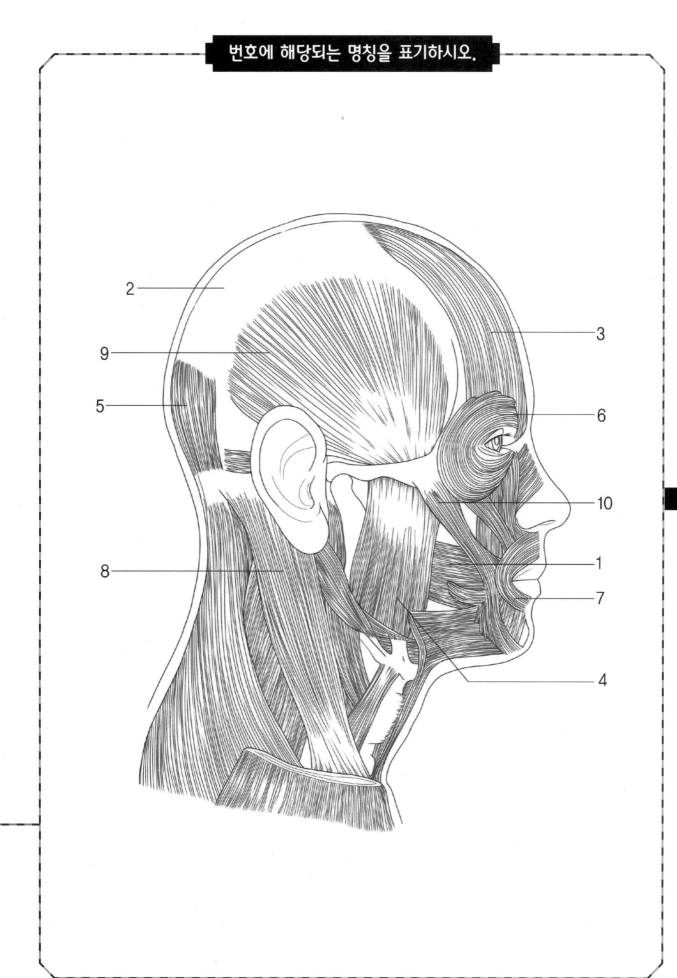

29

목의 앞·뒤 삼각

Anterior and posterior triangles of the neck

다음 그림에서 질문에 맞는 답의 번호를 기입하시오.

1) 두힘살근중 얼굴신경의 지배를 받는 근육은?

2) 어깨목뿔근의 아래힘살에 해당되는 것은?

3) 어깨뼈와 목뿔뼈를 잇는 근육은?

인체해부학 실습

정답 : **1.** 2   **2.** 8   **3.** 7

정답

(1) Clavicle(빗장뼈; 쇄골)

(2)-1 Digastric(anterior belly) (두힘살근, 앞힘살)

(2)-2 Digastric muscle posterior belly(두힘살근; 뒤힘살)

(3) Hyoid bone(목뿔뼈; 뼈설골)

(4) Levator scapulae muscle(어깨올림근; 견갑거근)

(5) Masseter muscle(깨물근; 교근)

(6) Mylohyoid muscle(턱목뿔근; 악설골근)

(7) Omohyoid muscle, superior belly(어깨목뿔근; 견갑설골근)

(8) Omohyoid muscle, inferior belly(어깨목뿔근; 견갑설골근)

(9) Scalenus anterior muscle(앞목갈비근; 전사각근)

(10) Scalenus medius muscle(중간목갈비근; 중사각근)

(11) Splenius capitis muscle(머리널판근; 두판상근)

(12) Sternocleidomastoid muscle(목빗근; 흉쇄유돌근)

(13) Sternohyoid muscle(복장목뿔근; 흉골설골근)

(14) Stylohyoid muscle(붓목뿔근; 경상설골근)

(15) Trapezius muscle(등세모근; 승모근)

30

뒤목부분의 얕은 · 깊은 근육들
Superficial and deep posterior neck muscle

다음 그림에서 질문에 맞는 답의 번호를 기입하시오.

1) 뒤통수밑 삼각의 아래를 형성하는 근육은?

2) 머리뒤쪽을 판상모양으로 덮고있는 근육은?

3) 척추세움근중 중간에 위치하고 있는 근육은?

정답 : 1. 1   2. 8   3. 3

정답

(1) Inferior oblique muscle(아래빗근; 하사근)

(2) Ligamentum nuchae(목덜미인대; 항인대)

(3) Longissimus capitis muscle(가장긴근; 최장근)

(4) Rectus capitis posterior major muscle(큰뒤머리곧은근; 대후두직근)

(5) Rectus capitis posterior minor muscle(작은뒤머리곧은근; 소후두직근)

(6) Semispinalis capitis muscle(머리반가시근; 두반극근)

(7) Semispinalis cervicis muscle(목반가시근; 경반극근)

(8) Splenius capitis muscle(머리널판근; 두판상근)

(9) Suboccipital triangle(뒤통수밑삼각; 후두하삼각)

(10) Superior oblique(위빗근; 상사근)

(11) Trapezius muscle(등세모근; 승모근)

(12) Vertebral artery(척추동맥; 추골동맥)

31

앞쪽 몸통 근육
Anterior muscle of trunk

다음 그림에서 질문에 맞는 답의 번호를 기입하시오.

1) 유방을 형성하며 가슴신경(안쪽.가쪽신경)의 지배를 받은 근육은?

2) 복압을 높여주는 기능을 갖고 있는 근육은?

인체해부학 실습

3) 갈비사이근육중 들숨을 도와주는 근육은?

정답 : **1.** 8   **2.** 10   **3.** 3

정답

(1) Aponeurosis of external oblique(배바깥빗근의 널힘줄; 외복사근의 건막)

(2) Deltoid(어깨세모근; 승모근)

(3) External intecostals(바깥갈비사이근; 외늑간근)

(4) External oblique(배바깥빗근; 외복사근)

(5) Internal intecostals(속갈비사이근; 내늑간근)

(6) Internal oblique(배속빗근; 내복사근)

(7) Linea alba(백색선; 백선)

(8) Pectoralis major(큰가슴근; 대흉근)

(9) Pectoralis minor(작은가슴근; 소흉근)

(10) Rectus abdominis(배곧은근; 복직근)

(11) Serratus anterior(앞톱니근; 전거근)

(12) Sternocleidomastoid(목빗근; 흉쇄유골근)

(13) Transverse abdominis(배가로근; 복횡근)

(14) Trapezius(등세모근; 승모근)

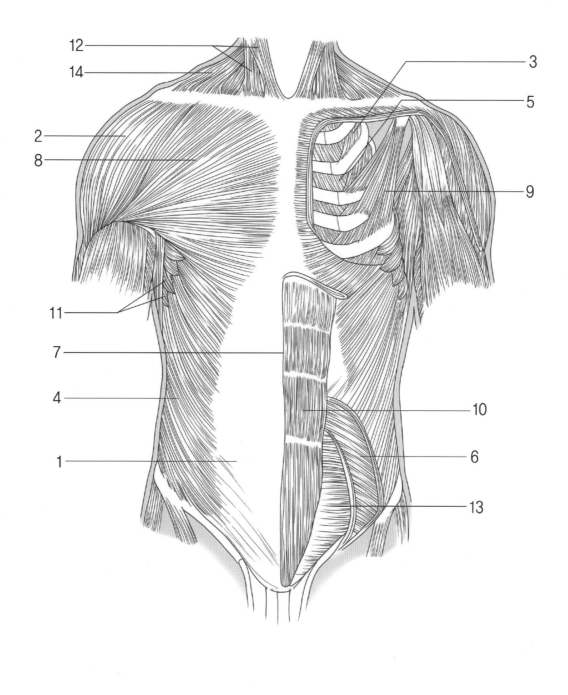

32

뒤쪽 몸통 근육
Posterior of trunk

다음 그림에서 질문에 맞는 답의 번호를 기입하시오.

1) 삼각형모양으로 겨드랑신경이 지배하며 수평모음과 벌림에 관여하는 근육은?

2) 삼각형모양의 근육으로 더부신경과 척수신경의 이중신경지배를 받는 근육은?

3) 어깨밑 신경의 지배를 받으며 큰원형모양의 근육으로 위팔의 모음 및 안쪽돌림에 관여하는
   근육은?

정답 : **1.** 1   **2.** 9   **3.** 7

정답

(1) Deltoid(어깨세모근; 삼각근)

(2) Infraspinatus(가시아래근; 극하근)

(3) Latissimus dorsi(넓은등근; 광배근)

(4) Levator scapula(어깨올림근; 견갑거근)

(5) Rhomboid(마름근; 능형근)

(6) Supraspinatus(가시위근; 극상근)

(7) Teres major(큰원근; 대원근)

(8) Teres minor(작은원근; 소원근)

(9) Trapezius(등세모근; 승모근)

다음 그림에서 질문에 맞는 답의 번호를 기입하시오.

1) 회선근개를 형성하는 근육의 하나로 겨드랑신경의 지배를 받는 근육은?

2) 어깨밑오목에 부착하는 근육으로 어깨밑 신경의 지배를 받는 근육은?

3) 위팔에서 가쪽머리와 안쪽머리와 함께 근육을 이루며 폄근에 해당되는 것은?

정답 : 1. 17   2. 15   3. 13

정답

(1) Acromioclavicular ligament(봉우리빗장인대; 견봉쇄골인대)

(2) Acromion(봉우리; 견봉)

(3) Clavicle(빗장뼈; 쇄골)

(4) Coracoacromial ligament(부리봉우리인대; 오훼견봉인대)

(5) Coracoclavicular ligament(부리빗장인대; 오훼쇄골인대)

(6) Coracoid process(부리돌기; 오훼돌기)

(7) Deltoid(어깨세모근; 삼각근)

(8) Humerus(위팔뼈; 상완골)

(9) Infraspinatus muscle(가시아래근; 극하근)

(10) Inferior angle of scapula(어깨뼈아래각; 견갑하각)

(11) Levator scapula(어깨올림근; 견갑거근)

(12) Long head of biceps brachii muscle(위팔두갈래근긴갈래; 상완이두근장두)

(13) Long head of triceps brachii(위팔세갈래근긴갈래; 상완 삼두근장두)

(14) Spine of scapula(어깨뼈가시; 견갑극)

(15) Subscapularis muscle(어깨밑근; 견갑하근)

(16) Supraspinatus muscle(가시위근; 극상근)

(17) Teres minor muscle(작은원근; 소원근)

(18) Teres major muscle(큰원근; 대원근)

앞쪽 어깨 근육
Anterior of shoulder muscle

다음 그림에서 질문에 맞는 답의 번호를 기입하시오.

1) 위팔뼈의 결절사이고랑을 통과하는 근육은?

2) 어깨밑오목에 부착하고 있으며 회선근개의 구성 근육중의 하나는?

3) 위팔뼈를 싸고 있으며 아래팔을 굽히는 역할을 하는 근육은?

정답 : 1. 5   2. 8   3. 2

인
체
해
부
학

실
습

정답

(1) Biceps brachii muscle(위팔두갈래근; 상완이두근)

(2) Brachialis(위팔근; 상완근)

(3) Clavicle(빗장뼈; 쇄골)

(4) Deltoid muscle(어깨세모근; 삼각근)

(5) Long head of biceps brachii(위팔두갈래근의 긴갈래)

(6) Medial border of scapula(어깨뼈의 안쪽모서리; 견갑골내측연)

(7) Short head ofbiceps brachii(위팔두갈래근의 짧은갈래; 상완이두근 단두)

(8) Subscapularis muscle(어깨아래근; 견갑하근)

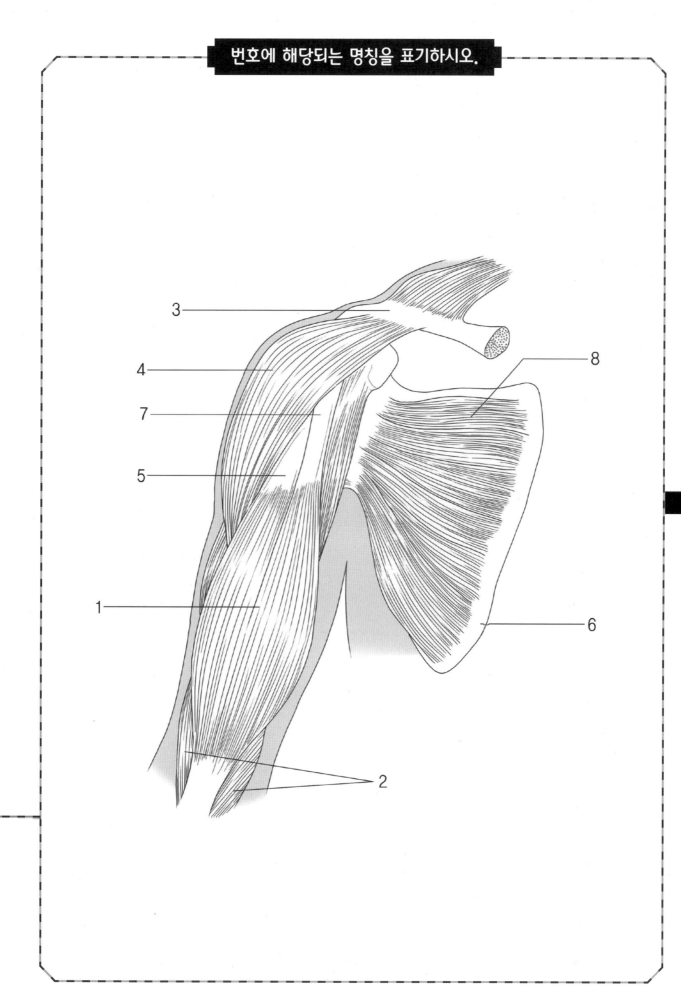

다음 그림에서 질문에 맞는 답의 번호를 기입하시오.

1) 어깨의 부리돌기에서 일어나 위팔뼈에 닿는 근육으로 위팔의 굽힘에 관여하는 근육은?

2) 위팔근육중 팔꿈치근과 함께 노신경의 지배를 받는 근육은?

3) 어깨뼈가시의 아래에 위치하며 작은원근을 싸고 있으며 회선근개를 형성하는 근육은?

정답 : 1. 4   2. 7   3. 6

정답

(1) Biceps brachii long&short head(위팔두갈래근 긴갈래&짧은갈래; 상완이두근 장두&단두)

(2) Biceps brachii muscle(위팔두갈래근; 상완이두근)

(3) Brachialis(위팔근; 완요골근)

(4) Coracobrachialis muscle(부리위팔근; 오훼완근)

(5) Deltoid(어깨세모근; 삼각근)

(6) Infraspinatus(가시아래근; 극하근)

(7) Triceps brachii lateral(위팔세갈래근; 상완삼두근)

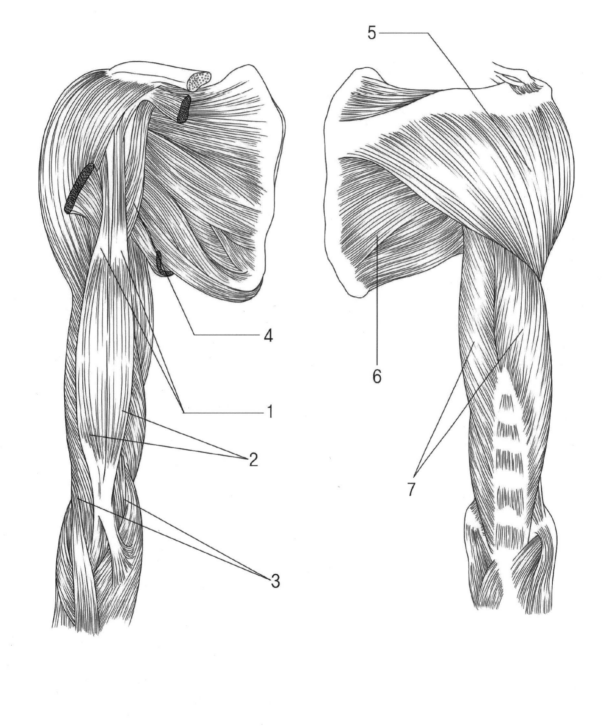

36 아래팔 굽힘근
Forearm flexion muscle

다음 그림에서 질문에 맞는 답의 번호를 기입하시오.

1) 손가락 끝마디에 부착하여 손끝을 굽힐수 있도록 도와주는 근육은?

2) 대부분 엄지 두덩에 위치하며 거의 정중신경의 지배를 받는 근육은?

3) 손바닥널힘줄에 닿는 근육으로 정중신경의 지배를 받는 근육은?

정답 : 1. 6 　 2. 14 　 3. 11

정답

(1) Biceps brachii muscle(위팔두갈래근; 상완이두근)

(2) Brachialis muscle(위팔근; 상완근)

(3) Brachioradialis muscle(위팔노근; 상완요골근)

(4) Flexor carpi radialis muscle(노쪽손목굽힘근; 요측 수근굴근)

(5) Flexor carpi ulnaris muscle(자쪽손목굽힘근; 척측 수근굴근)

(6) Flexor digitorum profundus(깊은손가락굽힘근; 심지굴근)

(7) Flexor digitorum superficialis(얕은손가락굽힘근; 천지굴근)

(8) Flexor pollicis longus muscle(긴엄지굽힘근; 장무지굴근)

(9) Hypothenar muscle(새끼두덩근; 소지구근)

(10) Medial epicondyle of humerus(위팔뼈의 안쪽위관절융기; 상완골의 내측상과)

(11) Plamaris longus muscle(긴손바닥근; 장장근)

(12) Pronator quadratus muscle(네모엎침근; 방형회내근)

(13) Pronator teres muscle(원엎침근; 원회내근)

1

2

10

13

3

5

4

7

11

8

6

12

14

14

9

37

아래팔 폄근
Forearm extension muscle

다음 그림에서 질문에 맞는 답의 번호를 기입하시오.

1) 긴엄지폄근과 함께 코담배값을 형성하는 근육의 하나로 노신경의 지배를 받는 근육은?

2) 자뼈의 팔꿈치머리에 닿으며 위팔세갈래근과 같이 노신경의 지배를 받아 아래팔을 펴주는 역할을 하는 근육은?

3) 2-5지의 손가락을 펴주는 역할을 하는 근육은?

정답 : **1.** 9 **2.** 2 **3.** 7

정답

(1) Abductor pollicis longus muscle(긴엄지벌림근; 장무지외전근)

(2) Anconeus muscle(팔꿈치근; 주근)

(3) Extensor carpi radialis longus muscle(긴노쪽손목폄근; 장요측수근신근)

(4) Extensor carpi radialis brevis muscle (짧은노쪽손목폄근; 단요측수근신근)

(5) Extensor carpi ulnaris muscle(자쪽손목폄근; 척측수근신근)

(6) Extensor digiti minimi muscle(새끼손가락폄근; 소지신근)

(7) Extensor digitorum muscle(손가락폄근; 지신근)

(8) Extensor indicis muscle(집게폄근; 시지신근)

(9) Extensor pollicis brevis muscle(짧은엄지폄근; 단모지신근)

(10) Extensor pollicis longus muscle(긴엄지폄근; 장무지신근)

(11) First dorsal interosseous muscle(첫째뼈 사이근; 제1배측골간근)

(12) Interossei(뼈사이근; 골간근)

(13) Lateral epicondyle of humerus(위팔뼈의가쪽위관절융기; 상완골의외측상과)

(14) Olecranon (팔꿈치머리; 주두)

(15) Supinator muscle(손뒤침근; 회외근)

38

손의 근
Muscle of the palm

다음 그림에서 질문에 맞는 답의 번호를 기입하시오.

1) 엄지두덩근육에 속하나 유일하게 자신경의 지배를 받은 근육은?

2) 1-4두로 되어 있으며 1-2두는 정중신경 3-4두는 자신경의 지배를 받는 근육은?

3) 자신경의 손상으로 인한 근육위축으로 갈구리손을 초래하는 근육은?

정답 : 1. 4   2. 13   3. 9

정답

(1) Abductor digiti minimi muscle(새끼벌림근; 소지외전근)

(2) Abductor pollicis brevis muscle(짧은엄지벌림근; 단무지외전근)

(3) Abductor pollicis longus muscle(긴엄지벌림근; 장무지외전근)

(4) Adductor pollicis muscle(엄지모음근; 무지내전근)

(5) Flexor carpi redialis muscle(노쪽손목굽힘근; 요측수근굴근)

(6) Flexor carpi ulnaris muscle(자쪽손목굽힘근; 척측수근굴근)

(7) Flexor digiti minimi muscle(새끼굽힘근; 소지굴근)

(8) Flexor digitorum tendons(손가락굽힘건; 지굴건)

(9) First dorsal interosseous muscle(첫번째등쪽뼈사이근; 첫번째배측골간근)

(10) Flexor pollicis brevis muscle(짧은엄지굽힘근; 단무지굴근)

(11) Flexor retinoculum(굽힘근지지띠; 굴근지대)

(12) Flexor sheaths(굽힘초; 굴근초)

(13) Lumbricales muscle(벌레근; 충양근)

(14) Opponens digiti minimi muscle(새끼맞섬근; 소지대립근)

(15) Opponens pollicis muscle(엄지맞섬근; 무지대립근)

(16) Ulnar artery(자동맥; 척골동맥)

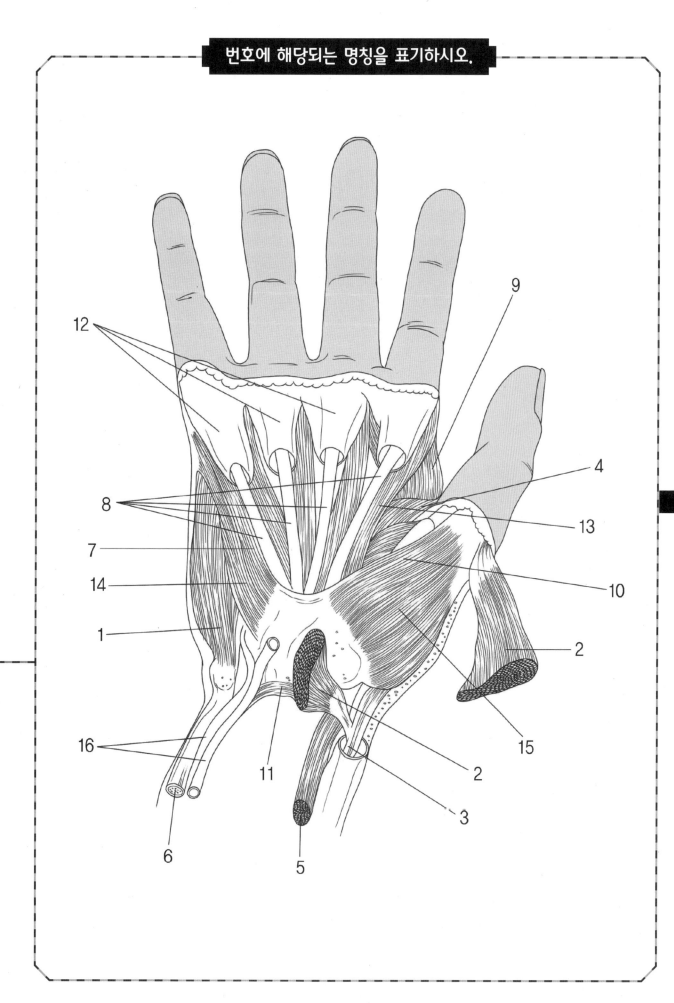

39

앞 넙다리 근육
Anterior of femoral muscle

다음 그림에서 질문에 맞는 답의 번호를 기입하시오.

1) 인체에서 가장 긴 근육은?

2) 무릎인대를 형성하는 근육은?

3) 엉덩정강근막에 힘줄에 닿는 근육은?

정답 : 1. 8   2. 14   3. 9

정답

(1) Adductor longus(긴모음근; 장내전근)

(2) Adductor magnus(큰모음근; 대내전근)

(3) Gracilis(두덩정강근; 박근)

(4) Iliopsoas(엉덩허리근; 장요근)

(5) Iliotibal tract tendon(엉덩정강근막띠힘줄; 장경인대)

(6) Patella(무릎뼈; 슬개골)

(7) Rectus femoris (part of quadriceps femoris)(넙다리곧은근(넙다리네갈래근의 부분); 대퇴직근)

(8) Sartorius(넙다리빗근; 봉공근)

(9) Tensor fasciae latae(넙다리근막긴장근; 대퇴근막장근)

(10) Vastus lateralis (part of quadriceps femoris)(가쪽넓은근(넙다리네갈래근의 부분); 외측광근)

(11) Vastusmedialis(part of quadriceps femoris)(중간넓은근(넙다리네갈래근의 부분); 중간광근)

(12) 1st lumbar vertebra(첫번째허리뼈; 1요추)

(13) 12th rib(12번째갈비뼈; 12늑골)

(14) Tendon of quadriceps femoris(넙다리네갈래근의 힘줄; 대퇴사두근건)

40 뒤 넙다리 근육
Posterior of femoral muscle

다음 그림에서 질문에 맞는 답의 번호를 기입하시오.

1) 넙다리두갈래 근육에서 온종아리 신경지배를 받는 것은?

2) 볼기근중 아래 볼기 신경의 지배를 받는 근육은?

3) 모음근중 가장 얕은 층에 위치하며 얇은 띠모양으로 무릎관절의 굽힘을 보조하는 것은?

정답 : **1.** 13　　**2.** 4　　**3.** 6

인체해부학 실습

정답

(1) Adductor magnus(큰모음근; 대내전근)

(2) Biceps femoris(part of hamstrings)(넙다리두갈래근(오금위근육의부분); 대퇴이두근)

(3) Gastrocnemius(장딴지근; 비복근)

(4) Gluteus maximus(큰볼기근; 대둔근)

(5) Gluteus medius(중간볼기근; 중둔근)

(6) Gracilis(두덩정강근; 박근)

(7) Iliotibial-tract(엉덩정강근막띠; 장경인대)

(8) Lateral head(가쪽갈래; 외측두)

(9) Long head(긴갈래; 장두)

(10) Medial head(안쪽갈래; 내측두)

(11) Semimembranosus(part of hamstrings)(반막근; 반막양근)

(12) Semitendinosus(part of hamstrings)(반힘줄근(오름위근육의부분); 반건양근)

(13) Short head(짧은갈래; 단두)

(14) Popliteal fossa(오금; 슬와)

다음 그림에서 질문에 맞는 답의 번호를 기입하시오.

1) 모음근중 가장깊이 위치하며 위로는 짧은 모음근과 접하고 있는 근육은?

2) 슬건근중 갈래(머리)하나가 궁둥뼈 결절에서 일어나지 않은 것은?

3) 넙다리 네갈래 근육중 넙다리뼈에서 일어나지 않은 것은?

정답 : 1. 2   2. 3   3. 6

정답

(1) Adductor longus muscle(긴모음근; 장내전근)

(2) Adductor magnus muscle(큰모음근; 대내전근)

(3) Biceps femoris muscle(넙다리두갈래근; 대퇴이두근)

(4) Femur(넙다리뼈; 대퇴골)

(5) Gracilis muscle(두덩정강근; 박근)

(6) Rectus femoris muscle(넙다리곧은근; 대퇴직근)

(7) Sartorius muscle(넙다리빗근; 봉공근)

(8) Semimembranosus muscle(반막근; 반막양근)

(9) Semitendinosus muscle(반힘줄근; 반건양근)

(10) Vastus intermedius muscle(중간넓은근; 중간광근)

(11) Vastus lateralis muscle(가쪽넓은근; 외측광근)

(12) Vastus medialis muscle(안쪽넓은근; 내측광근)

골반근
Muscle of plevic

다음 그림에서 질문에 맞는 답의 번호를 기입하시오.

1) 궁둥신경이 이 근육아래에서 나와 보이는 것처럼 보이는 것은?

2) 폐쇄근으로서 엉치신경의 지배를 받으며 넙다리의 가쪽돌림에 관여하는 근육은?

3) 궁둥뼈가시에 부착하여 궁둥뼈 구멍을 형성하는 인대는?

인체해부학 실습

정답 : 1. 4   2. 3   3. 6

정답

(1) Gemellus superior(위쌍동이근; 상쌍자근)

(2) Gemellus inferior(아래쌍동이근; 하쌍자근)

(3) Obturator interus(안쪽폐쇄근; 내폐쇄근)

(4) Piriformis muscle(궁둥구멍근; 이상근)

(5) Quadratus femoris(넙다리네모근; 대퇴방형근)

(6) Sacrospinal ligament(엉치가시인대; 천극인대)

(7) Sacrotuberous ligament(엉치결절인대; 천결절인대)

다음 그림에서 질문에 맞는 답의 번호를 기입하시오.

1) 발꿈치뼈의 융기에 부착하는 강인한 인대는?

2) 건반사에 자주 사용되는 것은?

3) 가자미근과 함께 다리 세갈래근을 형성하는 것은?

정답 : **1.** 1　**2.** 10　**3.** 6

정답

(1) Achilles tendon(발꿈치힘줄; 아킬레스건)

(2) Biceps femoris muscle(넙다리두갈래근; 대퇴이두근)

(3) Extensor digitorum brevis muscle(짧은발가락펴짐근; 단지신근)

(4) Extensor digitorum longus muscle(긴발가락펴짐근; 장지신근)

(5) Extensor hallucis longus muscle(긴엄지펴짐근; 장무지신근)

(6) Gastrocnemius muscle(장딴지근; 비복근)

(7) Iliotibial band(엉덩정강근막띠; 장경인대)

(8) Lateral malleolus of the fibula(종아리뼈의 가쪽복사; 비골외과)

(9) Patella(무릎뼈; 슬개골)

(10) Patella ligament(무릎인대; 슬개인대)

(11) Peroneus brevis muscle(짧은종아리근; 단비골근)

(12) Peroneus longus muscle(긴종아리근; 장비골근)

(13) Peroneus tertius muscle(셋째종아리근; 비골근)

(14) Soleus muscle(가자미근)

(15) Tibial tuberosity(정강뼈거친면; 경골조면)

(16) Tibialis anterior muscle(앞정강근; 전경골근)

44

발의 근육
Muscle of foot

다음 그림에서 질문에 맞는 답의 번호를 기입하시오.

1) 둘째발바닥층을 형성하는 근육으로 안쪽 및 가쪽 발바닥신경이 지배하는 근육은?

2) 벌레근과 같이 유일하게 둘째발바닥층을 구성하며 가쪽 발바닥신경이 지배하는 근육은?

3) 2-5지의 발가락을 굽히는 길다란 근육은?

정답 : 1. 10   **2.** 12   **3.** 7

정답

(1) Abductor digiti minimi muscle(새끼벌림근; 소지외전근)

(2) Abductor hallucis muscle(엄지벌림근; 무지외전근)

(3) Adductor hallucis muscle(엄지모음근; 무지내전근)

(4) Calcaneus(발꿈치뼈; 종골)

(5) Flexor digiti minimi muscle(새끼굽힘근; 소지굴근)

(6) Flexor digitorum brevis muscle(짧은발가락굽힘근; 단지굴근)

(7) Flexor digitorum longus muscle(긴발가락굽힘근; 장지굴근)

(8) Flexor hallucis brevis muscle(짧은엄지굽힘근; 단무지굴근)

(9) Flexor hallucis longus muscle(긴엄지굽힘근; 장무지굴근)

(10) Lumbricales muscle(벌레근; 충양근)

(11) Peroneus longus muscle(긴종아리근; 장비골근)

(12) Quadratus plantae muscle(발바닥네모근; 족척방형근)

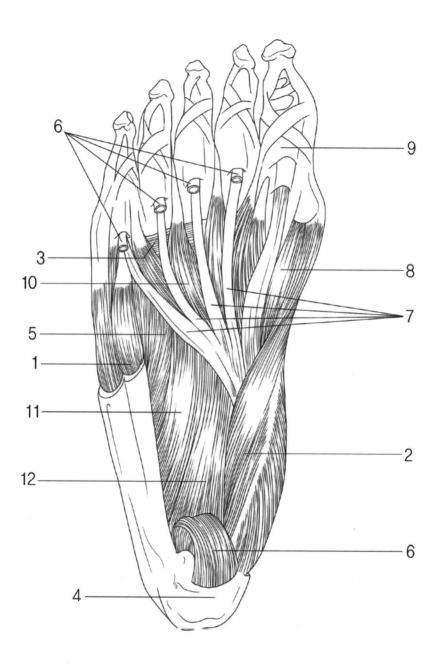

제5장

신경계통 Nervous system

45

신경조직의 구성
Components of the nervous tissue

다음 그림에서 질문에 맞는 답의 번호를 기입하시오.

1) 말이집으로 싸여 있지 않고 끊어져 있는 부분은?

2) 각 신경섬유를 싸고 있는 막은?

인
체
해
부
학

실
습

3) 니슬소체는 없으며 세포체에서 출발하는 작은 원추상 모양의 구조물은?

정답 : **1.** 8 　　**2.** 3 　　**3.** 1

정답

(1) Axon hillock(축삭둔덕; 축삭소구)

(2) Dendrites(가지돌기; 수상돌기)

(3) Endoneurium(신경속막; 신경내막)

(4) Myelin sheath(말이집; 수초)

(5) Myelinated axon(말이집축삭; 마이엘린축삭)

(6) Neuromuscular junctions(신경근육이음부; 신경근
연접)

(7) Nissle's body(니슬소체)

(8) Nodes of ranvier(신경섬유마디; 랑비에결절)

(9) Nucleus(핵)

(10) Nucleus of schwann cell(신경집세포핵)

(11) Skeletal muscle fiber(골격근섬유)

(12) Telodendria(축삭끝가지; 종말분지)

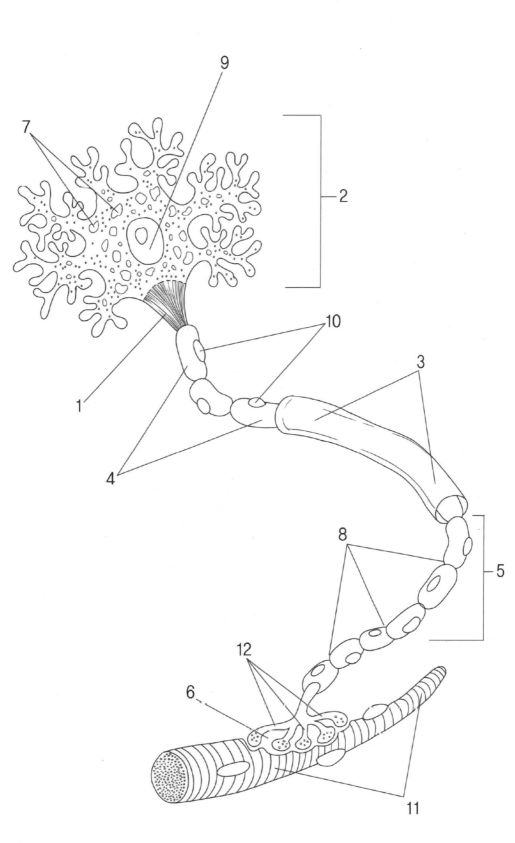

다음 그림에서 질문에 맞는 답의 번호를 기입하시오.

1) 세포체를 중심으로 양쪽으로 각각 축삭과 가지모양돌기가 있는 신경원은?

2) 중추신경계의 희소돌기아교세포와 비슷한 기능을 가지고 있는 것은?

인체해부학 실습

3) 슈반세포를 싸고 있는 얇고 투명한 피막은?

정답 : **1.** 3   **2.** 15   **3.** 14

정답

(1) Axon(축삭)

(2) Basal lamina(바닥판; 치밀판)

(3) Bipolar neuron(두극신경세포; 아극신경원)

(4) Cell body(세포몸체; 세포체)

(5) Dendrite(가지돌기; 수상돌기)

(6) Endoneurium(신경속막; 신경내막)

(7) Internode(마디사이; 절간)

(8) Mitochondria(사립체)

(9) Myelin layer(말이집층; 마이엘린층)

(10) Multipolar neuron(뭇극신경원; 다극신경원)

(11) Neurolemma(신경집; 신경초)

(12) Node of Ranvier(신경섬유마디; 랑비에결절)

(13) Nucleus of schwann cell(신경집세포핵)

(14) Neurolemma(신경집)

(15) schwann cell(신경집 세포)

다음 그림에서 질문에 맞는 답의 번호를 기입하시오.

1) 이 부위가 손상될 경우 운동성실어증을 유발하는 것으로 알려진 곳은?

2) 브로드만영역, 41 ,42에 해당하는 부위는?

3) 이 부위가 손상될 경우 지각성실어증을 유발하는 것으로 알려진 곳은?

정답 : **1.** 2　　**2.** 7　　**3.** 4

정답

(1) Auditory association area(청각연합겉질)

(2) Broca's area(운동언어; 브로카영역)

(3) Central sulcus(중심고랑; 중심구)

(4) Gyrus(이랑; 회)

(5) Lateral sulcus(가쪽고랑; 외측구)

(6) Occipital lobe(뒤통수엽; 후두엽)

(7) Primary auditory area(청각영역)

(8) Postcentral gyrus(중심뒤이랑)

(9) Precentral gyrus(중심앞이랑)

(10) Prefrontal area(앞이마영역; 전전두영역)

(11) Premotor area(앞운동영역; 전운동영역)

(12) Somatosensory association area(몸감각연합영역; 체성감각연합영역)

(13) Sulcus(고랑; 구)

(14) Wernicke's area(베르니케영역)

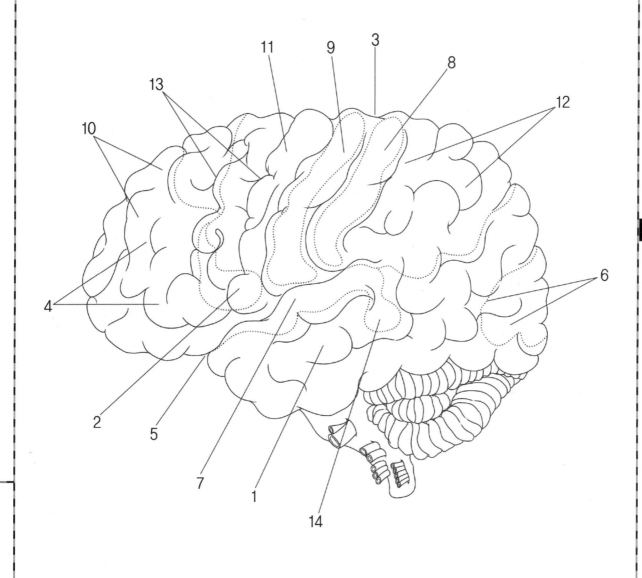

다음 그림에서 질문에 맞는 답의 번호를 기입하시오.

1) 둘레계통의 겉질영역 일부분으로서 뇌들보 표면에 밀접하게 연결되어 있는 활모양의 구조는?

2) 1. 사이뇌에서 가장 넓고 끝에는 뇌하수체가 위치하고 있는 곳은?

3) 중간뇌에 위치하며 각각 시각과 청각에 관여하는 것은?

정답: 1. 5　　2. 10　　3. 17

정답

(1) Occipital cortex(뒤통수쪽겉질; 후두피질)

(2) Central sulcus(중심고랑; 중심구)

(3) Cerebellum(소뇌)

(4) Cerebral aqueduct(중간뇌수도관; 중뇌수도)

(5) Cingulate gyrus(띠이랑; 대상회)

(6) Corpus callosum(뇌들보; 뇌량)

(7) Fornix(뇌활; 뇌궁)

(8) Fourth ventricle(넷째뇌실; 제4뇌실)

(9) Hypophysis(뇌하수체)

(10) Hypothalamus(시상하부)

(11) Medulla oblongata(숨뇌; 연수)

(12) Midbrain(중간뇌; 중뇌)

(13) Optic chiasma(시각교차; 시신경교차)

(14) Pineal body(솔방울샘; 송과체)

(15) Pons(다리뇌; 교)

(16) Septum pellucidum(투명사이막; 투명중격)

(17) Superior&inferior colliculi(위둔덕&아래둔턱; 상구&하구)

(18) Thalamus(시상)

뇌신경
Cranial nerve

다음 그림에서 질문에 맞는 답의 번호를 기입하시오.

1) 뇌신경중 등쪽에서 나오는 유일한 신경은?

2) 9-12 뇌신경이 기시하는 뇌부위는?

인
체
해
부
학

실
습

3) 얼굴근육의 운동을 담당하며 얼굴근마비를 유발하는 얼굴신경외에 지각을 맡아보는 신경은?

정답 : **1.** 12　　**2.** 6　　**3.** 12

정답

(1) Abducens nerve(갓돌림신경; 외전신경)

(2) Facial nerve(얼굴신경; 안면신경)

(3) Glossopharyngeal nerve(혀인두신경; 설인신경)

(4) Hypoglossal nerve(혀밑신경; 설하신경)

(5) Mammillary(유두체)

(6) Medullaoblongata(숨뇌; 연수)

(7) Oculomotor nerve(눈돌림신경; 동안신경)

(8) Olfactory bulbs(후각망울; 후구)

(9) Optic nerve(시각신경; 시신경)

(10) Pituitary gland(뇌하수체)

(11) Trigeminal nerve(삼차신경)

(12) Trochlear nerve(도르래신경; 활차신경)

(13) Vagus nerve(미주신경)

(14) Vestibulocochlear nerve(속귀신경; 전정와우신경)

다음 그림에서 질문에 맞는 답의 번호를 기입하시오.

1) 조가비책과 창백핵을 합쳐서 일컫는 말은?

2) 멜라토닌분비와 생체리듬을 조절하는 부위는?

3) 각 뇌실에 위치하며 일정량의 뇌척수액을 생산하는 것은?

정답 : **1.** 9   **2.** 12   **3.** 1

정답

(1) Choroid plexus(맥락얼기; 맥락총)

(2) Corpus callosum(뇌들보; 뇌량)

(3) Fornix(뇌활; 뇌궁)

(4) Frontal lobe(이마엽; 전두엽)

(5) Head of the caudate nucleus(꼬리핵머리; 미상핵두)

(6) Internal capsule(속섬유막; 내낭)

(7) Lateral fissure(외측틈새; 외측열)

(8) Lateral ventricle(가쪽뇌실; 측뇌실)

(9) Lentiform nucleus(렌즈핵)

(10) Longitudinal fissure(세로틈새; 종열)

(11) Occipital lobe(뒤통수엽; 후두엽)

(12) Pineal body(솔방울샘; 송과체)

(13) Thalamus(시상)

(14) Third ventricle(셋째 뇌실; 제 3뇌실)

다음 그림에서 질문에 맞는 답의 번호를 기입하시오.

1) 뇌척수액을 시상정맥굴로 내보내는 기능을 가지고 있는 것은?

2) 뇌척수액이 흐르는 공간은?

3) 뇌의 표면을 직접 싸고 있는 뇌막은?

정답 : 1. 2   2. 10   3. 7

정답

(1) Arachnoid mater(거미막)

(2) Arachnoid villi(거미막융모)

(3) Dura mater(경질막; 경막)

(4) Falx cerebri(대뇌낫; 대뇌겸)

(5) Gray matter(회색질)

(6) Periosteum(뼈막; 골막)

(7) Pia mater(연질막; 연막)

(8) Scalp(머리덮개; 두피)

(9) Skull(머리뼈; 두개골)

(10) Subarachnoid space(거미막밑공간; 지주막하공간)

(11) Venous sinus(정맥굴)

(12) White matter(백색질)

뇌실
Brain ventricles

다음 그림에서 질문에 맞는 답의 번호를 기입하시오.

1) 선천성 물뇌증 (뇌수종)이 빈번한 유발 부위는?

2) 가쪽뇌실에서 3뇌실로 이어지는 구멍은?

3) 정중구와 가쪽구멍이 위치해 있는 뇌실부위는?

정답 : 1. 2   2. 6   3. 4

정답

⑴ Anterior horn(이마뿔; 전각)

⑵ Cerebral aqueduct(중간뇌수도관; 중뇌수도)

⑶ Choroid plexus(맥락얼기; 맥락총)

⑷ Forth ventricle(넷째 뇌실; 제 4뇌실)

⑸ Inferior horn(관자뿔; 하각)

⑹ Interventricular foramina of monro(뇌실사이구멍; 실간공)

⑺ Lateral ventricle(가쪽뇌실; 측뇌실)

⑻ Massa intermedia(중간덩이; 중간괴)

⑼ Posterior horn(뒤통수뿔; 후각)

⑽ Third ventricle(셋째 뇌실; 제 3뇌실)

다음 그림에서 질문에 맞는 답의 번호를 기입하시오.

1) 혀뒤 1/3의 미각과 일반지각을 지배하는 것은?

2) 뇌신경중 부교감성 신경은?

3) 등세모근과 목빗근을 척수신경과 함께 지배하는 뇌신경은?

정답 : **1.** 4   **2.** 19   **3.** 16

정답

(1) Abducens nerve(갓돌림신경; 외전신경)

(2) Cerebral peduncles(대뇌다리; 대뇌각)

(3) Facial nerve(얼굴신경; 안면신경)

(4) Glossopharyngeal nerve(혀인두신경; 설인신경)

(5) Head of the caudate nucleus(꼬리핵머리; 미상핵두)

(6) Hypoglossal nerve(혀밑신경; 설하신경)

(7) Internal capsule(속섬유막; 내포)

(8) Mammillary body(유두체)

(9) Medullary pyramid(속질피라미드; 수질수체)

(10) Oculomotor nerve(눈돌림신경; 동안신경)

(11) Optic chiasma(시각교차; 시신경교차)

(12) Optic nerve(시각신경; 시신경)

(13) Pituitary stalk(뇌하수체줄기)

(14) Pons(다리뇌; 교뇌)

(15) Spinal accessory nerve(척추더부신경; 척추부신경)

(16) Thalamus(시상)

(17) Trigeminal nerve(삼차신경)

(18) Trochlear nerve(도르래신경; 활차신경)

(19) Vagus nerve(미주신경)

(20) Vestibulocochlear nerve(속귀신경; 전정와우)

대뇌동맥의 윌리스환
Cerebral arterial circle of willis

다음 그림에서 질문에 맞는 답의 번호를 기입하시오.

1) 대뇌동맥고리에서 척추동맥이 모여 형성하는 것은?

2) 8쌍의 척수신경을 형성하는 것은?

3) 1. 대뇌동맥고리에서 뇌저동맥이 형성하는 것은?

정답 : **1.** 4   **2.** 5   **3.** 11

인체해부학 실습

정답

(1) Anterior cerebral artery(앞대뇌동맥; 전대뇌동맥)

(2) Anterior communicating artery(앞교통동맥; 전교통동맥)

(3) Anterior inferior cerebellar artery(전하소뇌동맥)

(4) Basilar artery(뇌바닥동맥; 뇌저동맥)

(5) Cervical spinal cord(목척수; 경수)

(6) Left internal carotid artery(왼속목동맥; 좌내경동맥)

(7) Left vertebral artery(왼척추동맥; 좌추골동맥)

(8) Middle cerebral artery(중간대뇌동맥; 중대뇌동맥)

(9) Optic chiasma(시각교차; 시신경교차)

(10) Pituitary stalk(뇌하수체줄기)

(11) Posterior cerebral artery(뒤대뇌동맥; 후대뇌동맥)

(12) Posterior communicating artery(뒤교통동맥; 후교통동맥)

(13) Right internal carotid artery(오른속목동맥; 우내경동맥)

(14) Right vertebral artery(오른척추동맥;

다음 그림에서 질문에 맞는 답의 번호를 기입하시오.

1) 2겹의 경질막으로 형성된 공간은?

2) 척수에서 감각신경세포로 이루어진 신경세포집단은?

3) 척수에서 운동신경세포와 지각신경세포의 축삭이 모여 이루어진 것은?

정답 : 1. 4   2. 2   3. 7

정답

(1) Arachnoid(거미막; 지주막)

(2) Dorsal root ganglion(뒤뿌리신경절; 후근신경절)

(3) Dura mater(경질막; 경막)

(4) Epidural space(경질막위공간; 경막상강)

(5) Gray mater(회색질; 회백질)

(6) Pia mater(연질막; 연막)

(7) Root of spinal nerve(척수신경뿌리; 척수신경근)

(8) Spinal nerve(척수신경)

(9) Spinal meninges(척수막)

(10) Subarachnoid space(거미막밑공간; 지주막하강)

(11) White mater(백색질; 백질)

척수신경
Spinal nerve

다음 그림에서 질문에 맞는 답의 번호를 기입하시오.

1) 1. 어깨세모근과 작은 원근을 지배하는 신경은?

2) 인체에서 가장 큰 신경은?

3) 자신경을 비롯한 5종류의 종지를 내는 신경얼기는?

정답 : **1.** 1　　**2.** 12　　**3.** 2

정답

(1) Axillary nerve(겨드랑신경; 액와신경)

(2) Brachial plexus(팔 신경얼기; 완신경총)

(3) Cervical plexus(목 신경얼기; 경신경총)

(4) Femoral nerve(넙다리신경; 대퇴신경)

(5) Lumbosacral plexus(허리엉치 신경얼기; 요천신경총)

(6) Median nerve(정중신경)

(7) Musculocutaneous nerve(근육피부신경; 근피신경)

(8) Obturator nerve(폐쇄신경)

(9) Phrenic nerve(가로막신경; 횡격신경)

(10) Radial nerve(노신경; 요골신경)

(11) Ulnar nerve(자신경; 척골신경)

(12) Sciatic nerve(궁둥신경; 좌골신경)

(13) Saphenous nerve(두렁신경; 복재신경)

(14) Thoracic nerve(가슴신경; 흉신경)

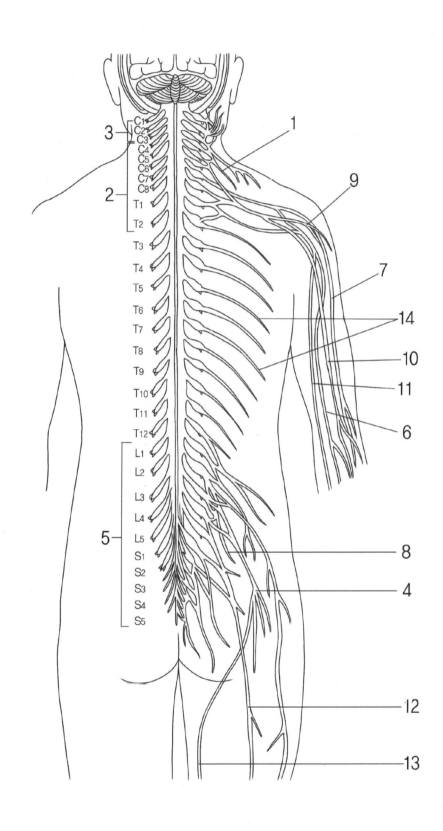

특수감각기계통 Special sense organs

다음 그림에서 질문에 맞는 답의 번호를 기입하시오.

1) 안구근육중 갓돌림신경의 지배를 받는 것은?

2) 안방수가 빠져나가는 곳은?

3) 안방수 및 수정체와 같이 굴절매체에 속하는 것은?

인체해부학 실습

정답 : **1.** 11　　**2.** 2　　**3.** 25

정답

(1) Anterior chamber(안구앞방; 전안방)

(2) Canal of schlemm(슐렘관)

(3) Ciliary body(섬모체; 모양체)

(4) Choroid(얽힘막; 맥락막)

(5) Conjunctiva(이음막; 결막)

(6) Cornea(각막)

(7) Fovea centralis(중심오목; 중심와)

(8) Inferior oblique muscle(아래빗근)

(9) Inferior rectuis muscle(아래곧은근; 하직근)

(10) Iris(조리개; 홍체)

(11) Lateral rectus muscle(가쪽곧은근; 외측직근)

(12) Lens(수정체)

(13) Optic disc(시각신경원반)

(14) Optic nerve(시각신경)

(15) Ora serrata(톱니둘레; 거상연)

(16) Pupil(동공)

(17) Posterior chamber(안구뒤방; 후안방)

(18) Retina(망막)

(19) Retinal artery and vein(망막동맥과 정맥)

(20) Sclera(흰자위막; 공막)

(21) Superior oblique muscle(위빗근; 상사근)

(22) Superior oblique tendon(위빗근의 힘줄; 상사근건)

(23) Superior rectus muscle(위곧은근; 상직근)

(24) Suspensory ligament(걸이인대; 제인대)

(25) Vitreous chamber(유리체; 초자체)

다음 그림에서 질문에 맞는 답의 번호를 기입하시오.

1) 속귀에 위치하며 청각을 담당하는 곳은?

2) 제 2고막이라 일컫는 곳은?

3) 망치뼈, 모루뼈, 등자뼈가 위치하고 있는 곳은?

정답 : 1. 3   2. 11   3. 9

정답

(1) Auditory tube(유스타키오관; 이관)

(2) Auricle(귓바퀴; 이개)

(3) Cochlea(달팽이; 와우)

(4) External auditory meatus(바깥귀길; 외이도)

(5) External ear(바깥귀; 외이)

(6) Incus(모루뼈; 모루골)

(7) Inner ear(속귀; 내이)

(8) Malleus(망치뼈; 추골)

(9) Middle ear (가운데귀; 중이)

(10) Oval window(안뜰창; 난원창)

(11) Round window(달팽이창; 정원창)

(12) Semicircular canals(반고리관; 반규관)

(13) Stapes(등자뼈; 등자골)

(14) Tympanic membrane(고막)

(15) Vestibule(안뜰; 전정)

(16) Vestibulocochlear nerve(안뜰달팽이신경; 내이신경)

다음 그림에서 질문에 맞는 답의 번호를 기입하시오.

1) 털세포가 위치하고 있는 곳은?

2) 진동을 소리로 변환시켜 주는 신경세포의 집단은?

3) 골성미로 속에 동일한 모양의 구조물은?

인체해부학 실습

정답 : **1.** 6   **2.** 7   **3.** 5

정답

(1) Basilar membrane(바닥막; 기저막)

(2) Bony labyrinth(골성미로; 골미로)

(3) Cochlear division of Ⅷ(제8뇌신경 와우분지)

(4) Cochlear duct(달팽이관; 와우관)

(5) Membranous labyrinth(막성미로; 막미로)

(6) Organ of corti(코르티기관; 나선기관)

(7) Spiral ganglion(달팽이신경절; 나선신경절)

(8) Spiral lamina(나선판; 나선층판)

(9) Tectorial membrane(덮개막; 피개막)

(10) Tympanic duct(고막관; 고실관)

(11) Vestibular duct(안뜰관; 전정관)

(12) Vestibular membrane(안뜰막; 전정막)

후각과 미각
Olfactory and Taste

다음 그림에서 질문에 맞는 답의 번호를 기입하시오.

1) 맛세포에 위치하고 있는 특수한 섬모모양의 다발을 무엇이라 하는가?

2) 후각신경이 연접하는 승모세포가 위치하는 곳은?

3) 혀의 가쪽부위에서 느끼는 맛은?

정답 : 1. 8　　2. 10　　3. 18

정답

(1) Basal cell(바닥세포; 기저세포)

(2) Bitter(쓴맛)

(3) Connective tissue(결합조직)

(4) Cranial nerve fibers(뇌신경섬유)

(5) Cribriform plate of ethmoid bone(벌집뼈의 체판;
　　사골의 사골판)

(6) Frontal lobe of cerebrum(대뇌의 이마엽; 대뇌전두엽)

(7) Gustatory cell(미각세포; 미세포)

(8) Gustatory hair(미각털; 미모)

(9) Mucus layer(점액층)

(10) Olfactory bulb(후각망울; 후구)

(11) Olfactory cell(후각세포)

(12) Olfactory epithelium(후각상피)

(13) Olfactory gland(후각샘)

(14) Olfactory hair(dendrite)(냄새털(가지돌기)

(15) Olfactory nerve(후각신경)

(16) Olfactory tract(후각신경로; 후각로)

(17) Salt(짠맛)

(18) Sour(신맛)

(19) Stratified squamous epithelium(중층편평상피)

(20) Supporting cell(버팀세포)

(21) Sweet(단맛)

(22) Taste pore(맛구멍)

제 6 장 특수감각기계통

다음 그림에서 질문에 맞는 답의 번호를 기입하시오.

1) 피부의 수용체중 촉각에 관여하는 것은?

2) 모낭부위와 진피의 유두층에 위치하여 수축시 피지선을 압박하여 피지분비와 털을 세우는 역할을 하는 것은?

3) 2종류가 있으며 큰 아포크린샘에 속하는 것은 암내를 유발하기도 하는 것은?

정답 : **1.** 10   **2.** 3   **3.** 15

정답

(1) Adipose tissue(지방조직)

(2) Artery(동맥)

(3) Arrector pilli muscle(털세움근; 기립근)

(4) Dermis(진피)

(5) Epidermis(표피)

(6) Hair follicle(털주머니; 모낭)

(7) Hair root(털뿌리; 모근)

(8) Hair shaft(털줄기; 모간)

(9) Hypodermis(피부밑조직; 피하조직)

(10) Meissner's corpuscle(망울소체)

(11) Nerve(신경)

(12) Papillary layer(유두층)

(13) Reticular layer(그물층)

(14) Sebaceous gland(피지샘; 피지선)

(15) Sweat(sudoriferous) gland(땀샘; 한선)

(16) Sweat pore(땀구멍)

(17) Vein(정맥)

(18) Pacinian corpuscle(층판소체)

(19) Sensory nerve fiber(감각신경섬유)

제7장

순환계통 Circulatory system

동맥, 정맥, 모세혈관
Artery, Vein and Capillary

다음 그림에서 질문에 맞는 답의 번호를 기입하시오.

1) 혈관중 백혈구가 통과할 수 있는 것은?

2) 혈관벽의 구성에서 내피세포로 이루어진 층은?

3) 세포에 영양과 산소를 공급하여 세포보전과 증식을 유도하는 맥관은?

정답 : 1. 2   **2.** 5   **3.** 3

정답

(1) Artery(동맥)

(2) Capillary (모세혈관)

(3) Nutrient vessels(영양관; 자양맥관)

(4) Tunica externa(바깥막; 외막)

(5) Tunica intima(속막; 내막)

(6) Tunica media(중간막; 중막)

(7) Valves of vein(

다음 그림에서 질문에 맞는 답의 번호를 기입하시오.

1) 신체아래의 정맥혈을 모아 허파의 오른심방으로 전해주는 혈관은?

2) 태생기때 오른심방과 왼심방을 연결해 주며, 폐쇄가 안될 경우 청색아를 유발하는 것은?

3) 첨판을 꼭지근육에 연결해주는 구조물은?

정답 : 1. 5   2. 4   3. 3

인체해부학 실습

정답

(1) Aorta(대동맥)

(2) Aortic valve(대동맥판막)

(3) Chordae tendineae(힘줄끈; 건삭)

(4) Fossa ovalis(타원오목; 난원와)

(5) Inferior vena cava(아래대정맥; 하대정맥)

(6) Interventricular septum(심실사이막; 심실간막)

(7) Left artrioventricular valve, Bicuspid valve(왼방실판막, 이첨판막)

(8) Left atrium(왼심방; 좌심방)

(9) Left pulmonary artery(왼허파동맥; 좌폐동맥)

(10) Left pulmonary vein(왼허파정맥; 좌폐정맥)

(11) Left ventricle(왼심실; 좌심실)

(12) Papillary muscles(꼭지근육; 유두근)

(13) Pectinate muscles(빗살근육)

(14) Pulmonary trunk(허파동맥; 폐동맥)

(15) Pulmonary valve, Semilunar valve(허파동맥판막, 반달판막)

(16) Right atrium(오른심방; 우심방)

(17) Right artrioventricular valve, Tricuspid valve(오른방실판막, 삼첨판막)

(18) Right pulmonary artery(오른허파동맥; 우폐동맥)

(19) Right pulmonary vein(오른허파정맥; 폐정맥)

(20) Right ventricle(오른심실; 우심실)

(21) Superior vena cava(위대정맥; 상대정맥)

다음 그림에서 질문에 맞는 답의 번호를 기입하시오.

1) 팔머리동맥, 왼온목동맥, 왼빗장밑동맥이 분지하는 곳는?

2) 대뇌동맥륜에서 바닥동맥과 뒤대뇌동맥을 형성하는 것은?

3) 앞정강동맥과 뒤정강동맥을 분지하고 모음관구멍을 지나서 오금동맥을 형성하는 것은?

정답 : 1. 3   **2.** 29   **3.** 14

정답

(1) Abdominal aorta(배대동맥; 복대동맥)

(2) Anterior tibial artery(앞정강동맥; 전경골동맥)

(3) Aortic arch(대동맥활; 대동맥궁)

(4) Ascending aorta(오름대동맥; 상대동맥)

(5) Axillary artery(겨드랑동맥; 액와동맥)

(6) Branchial artery(위팔동맥; 상완동맥)

(7) Brachiocephalic artery(팔머리동맥; 완두동맥)

(8) Celiac artery(복강동맥)

(9) Common carotid arteries(온목동맥; 총경동맥)

(10) Common iliac artery(온엉덩동맥; 총장골동맥)

(11) Coronary artery(심장동맥; 관상동맥)

(12) Deep femoral artery(깊은넙다리동맥; 심대퇴동맥)

(13) External iliac artery(바깥엉덩동맥; 외장골동맥)

(14) Femoral artery(넙다리동맥; 대퇴동맥)

(15) Gonadal artery(생식샘동맥; 성선동맥)

(16) Inferior mesenteric artery(아래창자간막동맥; 하장 간막동맥)

(17) Internal carotid artery(속목동맥; 내경동맥)

(18) Internal iliac artery(속엉덩동맥; 내장골동맥)

(19) Left subclavian artery(왼빗장밑동맥; 좌쇄골하동맥)

(20) Popliteal artery(오금동맥; 슬와동맥)

(21) Posterior tibial artery(뒤정강동맥; 후경골동맥)

(22) Radial artery(노동맥; 경골동맥)

(23) Renal artery(콩팥동맥; 신동맥)

(24) Right external carotid artery(오른바깥목동맥; 우외경동맥)

(25) Superior mesenteric artery(위창자간막동맥; 상장간막동맥)

(26) Suprarenal artery(콩팥위동맥; 상신장동맥)

(27) Thoracic aorta(가슴대동맥; 흉대동맥)

(28) Ulnar artery(자동맥; 척골동맥)

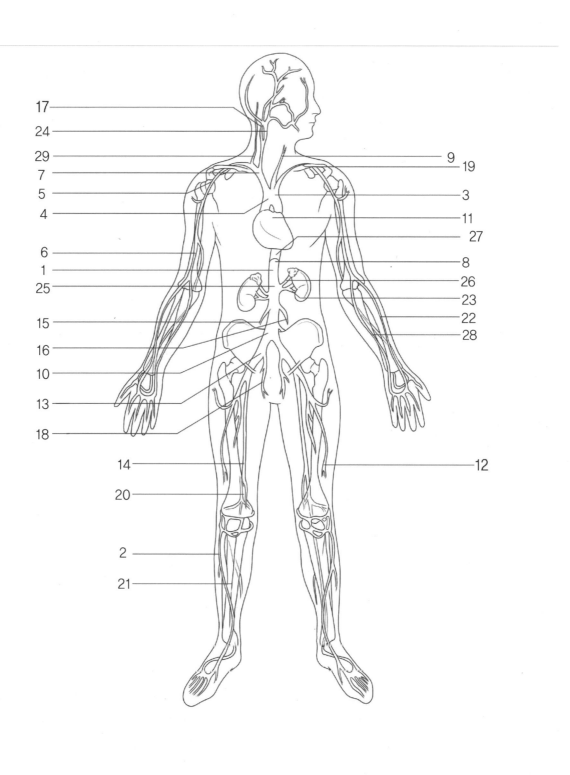

65

1차 체정맥
Primary systemic veins

다음 그림에서 질문에 맞는 답의 번호를 기입하시오.

1) 소화관에서 흡수한 영양물을 운반하는 기능혈관은?

2) 인체에서 가장 긴정맥으로 빈번히 정맥염주(정맥류)를 유발시키는 혈관은?

3) 엉치엉덩관절앞에서 속, 바깥엉덩정맥이 합쳐서 이루어진 혈관명은?

정답 : 1. 12   2. 11   3. 6

정답

(1) Anterior tibial vein(앞정강정맥; 전경골정맥)

(2) Axillary vein(겨드랑정맥; 액와정맥)

(3) Basilic vein(자쪽피부정맥; 척측피정맥)

(4) Brachial vein(위팔정맥; 상완정맥)

(5) Cephalic vein(노쪽피부정맥; 요측피정맥)

(6) Common iliac vein(온엉덩정맥; 총장골동맥)

(7) External jugular vein(바깥목정맥; 외경정맥)

(8) External iliac vein(바깥엉덩정맥; 외장골정맥)

(9) Femoral vein(넙다리정맥; 대퇴정맥)

(10) Gonadal vein(생식샘정맥)

(11) Great saphenous vein(큰두렁정맥; 대복재정맥)

(12) Hepatic portal vein(간문맥)

(13) Hepatic vein(간정맥)

(14) Internal jugular vein(속목정맥; 내경정맥)

(15) Inferior vena cava(아래대정맥; 하대정맥)

(16) Internal iliac vein(속엉덩정맥; 내장골정맥)

(17) Left subclavian vein(왼빗장밑정맥; 좌쇄골하정맥)

(18) Posterior tibial vein(뒤정강정맥; 후경골정맥)

(19) Popliteal vein(오금정맥; 슬와정맥)

(20) Radial vein(노정맥; 요골정맥)

(21) Renal vein(콩팥정맥; 신장정맥)

(22) Right and left brachiocephalic veins(오른쪽 · 왼쪽팔머리정맥; 우 · 좌완두정맥)

(23) Small saphenous vein(작은두렁정맥; 소복재정맥)

(24) Superior vena cava(위대정맥; 상대정맥)

(25) Ulnar vein(자정맥; 척골정맥)

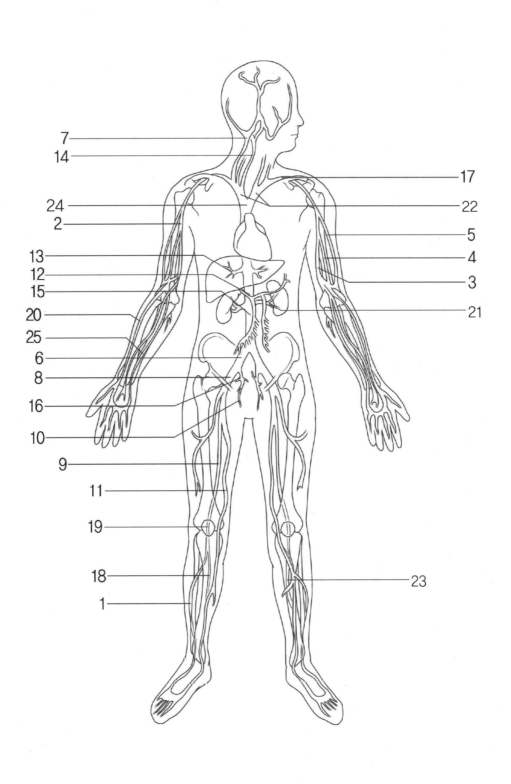

66

간문맥계통
Hepatic portal system

다음 그림에서 질문에 맞는 답의 번호를 기입하시오.

1) 인체에서 가장 큰 분비선은?

2) 이자와 위로부터 오는 혈액을 모으고 위창자간막정맥과 합류하여 간문맥을 형성하는 것은?

3) 내분비샘과 외분비샘을 같이 가지고 있는 구조물은?

정답 : **1.** 7   **2.** 10   **3.** 8

정답

(1) Colon and rectum(잘록창자와 곧창자; 결장과 직장)

(2) Diaphragm(가로막; 횡격막)

(3) Hepatic portal vein(간문맥)

(4) Hepatic veins(간정맥)

(5) Inferior mesenteric vein(아래창자간막동맥; 하장간 막정맥)

(6) Inferior vena cava(아래대정맥; 하대정맥)

(7) Liver(간)

(8) Pancreas(이자; 췌장)

(9) Spleen(지라; 비장)

(10) Splenic vein(지라정맥; 비장정맥)

(11) Stomach(위)

(12) Superior mesenteric vein(위창자간막정맥; 상장간 막정맥)

67

태아순환
Fetal circulation

다음 그림에서 질문에 맞는 답의 번호를 기입하시오.

1) 태생기때 허파동맥과 내림대동맥을 직접 연결하는 혈관은?

2) 산소와 영양분이 풍부한 혈관으로 태아순환에서 유일한 동맥혈은?

3) 어머니와 태아간의 물질교환장소로 작용하는 구조물은?

인
체
해
부
학

실
습

정답 : **1.** 3   **2.** 16   **3.** 11

정답

(1) Abdominal aorta(배대동맥; 복대동맥)

(2) Aortic arch(대동맥활; 대동맥궁)

(3) Ductus arteriosus(동맥관)

(4) Ductus venosus(정맥관)

(5) Foramen ovale(타원구멍; 난원공)

(6) Inferior vena cava(아래대정맥; 하대정맥)

(7) Immature liver(미성숙간)

(8) Immature lungs(미성숙허파)

(9) Internal iliac artery(속엉덩동맥; 내장골동맥)

(10) Left atrium(왼심방; 좌심방)

(11) Placenta(태반)

(12) Right atrium(오른심방; 우심방)

(13) Superior vena cava(위대정맥; 상대정맥)

(14) Umbilical arteries(배꼽동맥; 제동맥)

(15) Umbilical cord(탯줄; 제대)

(16) Umbilical vein(배꼽정맥; 제정맥)

(17) Umbilicus(배꼽)

(18) Urinary bladder(방광)

림프계통
Lymphatic system

다음 그림에서 질문에 맞는 답의 번호를 기입하시오.

1) 가슴림프관팽대(유미조)에서 시작하여 왼손목정맥과 왼빗장밑정맥 사이의 정맥각으로 유입되는 림프관은?

2) 림프를 일시적으로 저장하여 가로막아래의 모든림프와 암죽이 창자림프관과 왼·오른허리림프관을 거쳐 들어오는 곳은?

3) 림프절의 겉질은 이것을 만들며 그 중심부에 종자중심이 있어 림프구를 생산하는 것은?

인체해부학 실습

정답 : 1. 9   2. 2   3. 8

정답

1
(1) Axillary lymph nodes(겨드랑림프절; 액와림프절)
(2) Cisterna chyli(가슴림프관팽대; 흉림프팽대)
(3) Cervical lymph nodes(목림프절; 경림프절)
(4) Entrance of right iymphatic duct into right subclavianvein(오른빗장밑정맥으로 오른림프관의 유입; 우쇄골하정맥으로 우림프관의 유입)
(5) Entrance of thoracic duct into left subclavian vein 왼빗장밑정맥으로 가슴림프관의 유입; 좌쇄골하정맥으로흉림프관의 유입)
(6) Inguinal lymph nodes(샅굴림프절; 서혜림프절)
(7) Mammary plexus(유방 망상조직; 유방망상총)
(8) Right lymphatic duct(오른림프관; 우림프관)
(9) Thoracic duct(가슴림프관; 흉림프관)

2
(1) Afferent lymphatic vessels(들림프관; 수입림프관)
(2) Blood vessels(혈관)
(3) Capsule(피막)
(4) Cortex(겉질; 피질)
(5) Cortical sinus(겉질굴; 피질동공)
(6) Efferent lymphatic vessels(날림프관; 수출림프관)
(7) Hilum(문)
(8) Lymphatic follicle(림프소포)
(9) Medulla(속질; 수질)
(10) Medullary sinus(속질동공; 수질동공)
(11) Trabecula(잔기둥)

①

②

제8장

호흡계통 Respiratory system

69

호흡계통
Respiratory system

다음 그림에서 질문에 맞는 답의 번호를 기입하시오.

1) 왼허파를 2엽으로 나누는 것은?

2) 소화관과 호흡기도의 교차부위로서 코, 입안 및 후두와 연결된 곳은?

3) 왼.오른 허파를 분리하는 구역으로 위로는 인두에서 아래로는 가로막까지의 분리공간을 무엇이라 하는가?

정답 : 1. 7   2. 9   3. 5

정답

(1) Apex of lung(허파꼭대기; 폐첨)

(2) Diaphragm(가로막; 횡격막)

(3) Horizontal fissure of right lung(오른허파수평틈새; 우폐 수평열)

(4) Left lung(왼허파; 좌폐)

(5) Mediastinum(가슴세로칸; 종격)

(6) Nasal cavity(코안; 비강)

(7) Oblique fissure of left lung(왼허파빗틈새; 좌폐사열)

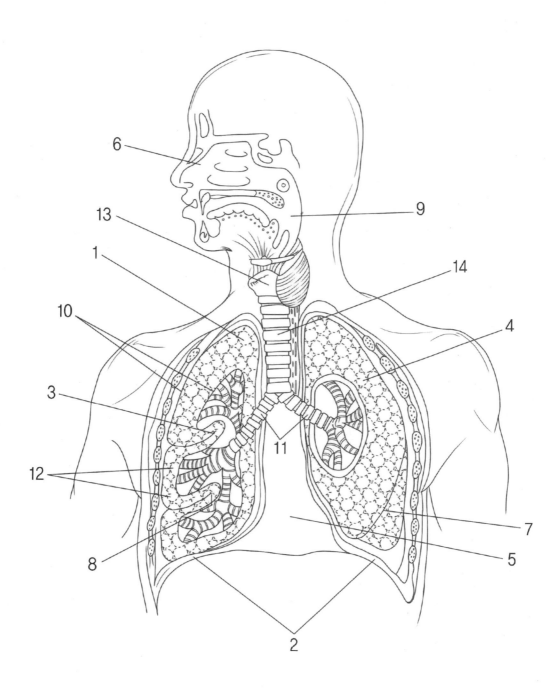

⑻ Oblique fissure of right lung(오른허파빗틈새; 우폐사열)

⑼ Pharynx(인두)

⑽ Pleura(가슴막; 흉막)

⑾ Primary bronchi(일차기관지)

⑿ Right lung(오른허파; 우폐)

⒀ Thyroid cartilage(방패연골; 갑상연골)

⒁ Trachea(기관)

70

인두, 후두
Pharynx, Larynx

다음 그림에서 질문에 맞는 답의 번호를 기입하시오.

1) 삼각형모양의 1쌍으로 발성과도 밀접한 관련이 있는 후두연골은?

2) 이 근육을 일명 성대근이라하며 성대를 이완시키는 역할을 하는 것은?

3) 후두입구를 닫음으로서 음식이 식도로 가도록 도와주는 것은?

정답 : **1.** 1　　**2.** 11　　**3.** 6

인체해부학 실습

정답

(1) Arytenoid cartilage(모뿔연골; 피열연골)

(2) hyoid Bone(목뿔뼈; 설골)

(3) Corniculate cartilage(잔뿔연골; 소각연골)

(4) Cricoid cartilage(반지연골; 윤상연골)

(5) Cricothyroid muscle(반지방패근; 윤상갑상근)

(6) Epiglottis cartilage(후두덮개연골; 후두개연골)

(7) Glottis(성대문)

(8) Greater cornua of the hyoid Bone(목뿔뼈의 큰뿔; 설골의 대각)

(9) Posterior cricoarytenoid muscle(뒤반지 모뿔근; 후윤상피열근)

(10) Sternothyroid muscle(복장방패근; 흉골갑상근)

(11) Thyrohyoid muscle(방패목뿔근; 갑상설골근)

(12) Thyroid cartilage(방패연골; 갑상연골)

(13) Cartilages of trachea(기관연골)

71 기관지나무
Bronchial tree

다음 그림에서 질문에 맞는 답의 번호를 기입하시오.

1) 후두의 맨 아래에 위치하며 위로는 방패연골과 뒤위로는 모뿔연골과 결합되어 있는 연골은?

2) 기관에서 첫 분지되는 것으로서 오른가지가 왼가지보다 수직에 가까워 이 물질이 쉽게 들어가는 것은?

3) 기관에 16-20개 정도의 말발굽 모양으로 위치하고 있으며 뒤부분은 막성벽으로 되어 평활근이 위치하고 있는 것은?

정답 : **1.** 1   **2.** 6   **3.** 12

정답

(1) Cricoid cartilage(반지연골; 윤상연골)

(2) Larynx(후두)

(3) Left inferior lobe divisions(왼쪽아래엽; 좌하엽)

(4) Left primary bronchi(왼일차기관지; 좌일차기관지)

(5) Left superior lobe divisions(왼쪽위엽; 좌상엽)

(6) Right primary bronchi(오른일차기관지; 우일차기관지)

(7) Right superior lobe divisions(오른쪽 위엽; 우상엽)

(8) Right inferior lobe divisions(오른쪽 아래엽; 우하엽)

(9) Right middle lobe divisions(오른쪽 중간엽; 우중엽)

(10) Secondary bronchi(이차 기관지)

(11) Trachea(기관)

(12) Cartilages of trachea(기관연골)

(13) Trachealis muscle(기관근육)

(14) Thyroid cartilage(방패연골; 갑상연골)

가로막(횡격막)
Diaphragm

다음 그림에서 질문에 맞는 답의 번호를 기입하시오.

1) 가로막에 위치하며 대동맥구멍의 앞쪽에 위치하며 미주신경이 통과하는 곳은?

2) 랑게르한스섬의 부분에서는 알파세포를 비롯한 3종류의 호르몬 분비 세포가 있으며 도관은 큰 샘창자 유두에 개구하는 것은?

3) 인체에서 가장 큰 림프양조직으로 속질이 백색속질과 적색속질로 구성되어 있는 것은?

정답 : 1. 5   2. 12   3. 14

정답

(1) Abdominal artery(배대동맥; 복대동맥)

(2) Central tendon(중심널힘줄; 중심건)

(3) Common iliac artery(온엉덩동맥; 총장골동맥)

(4) Common iliac vein(온엉덩정맥; 총장골정맥)

(5) Esophageal hiatus(식도구멍; 식도열공)

(6) Hepatic artery(간동맥)

(7) Hepatic portal vein(간문맥)

(8) Muscle of the diaphragm(가로막근; 횡격막근)

(9) Inferior vena cava(아래대정맥; 하대정맥)

(10) Liver(간)

(11) Lumbar vertebrae(허리뼈; 요추)

(12) Pancreas(이자; 췌장)

(13) Renal artery and vein(콩팥동맥과 정맥; 신동맥과 정맥)

(14) Spleen(지라; 비장)

(15) Splenic vein(지라정맥; 비정맥)

(16) Superior mesenteric artery(위창자간막동맥; 상장간막동맥)

(17) Superior mesenteric vein(위창자간막정맥; 상장간막정맥)

(18) Thoracic aorta(가슴대동맥; 흉대동맥)

인체해부학 실습

제9장

소화계통 Digestive system

다음 그림에서 질문에 맞는 답의 번호를 기입하시오.

1) 치아속질공간으로 신경과 혈관이 분포할수 있도록 형성된 구멍은?

2) 인체에서 가장 단단하며 치아머리의 표면을 싸고 있는 치아의 구조물은?

3) 위턱뼈의 일부분으로 16개의 영구치아가 위치하는 u자 모양의 구조물은?

정답 : 1. 2   2. 6   3. 1

정답

(1) Alveolar process(이틀돌기; 치조돌기)

(2) Apical foramen(치아뿌리 끝구멍; 치근첨공)

(3) Cementum(시멘트질)

(4) Crown of tooth(치아머리)

(5) Dentin(상아질)

(6) Enamel(사기질; 법랑질)

(7) Gingiva(잇몸)

(8) Neck of tooth(치아목; 치경)

(9) Periodontal ligament(치주인대)

(10) Root canal(치아뿌리관; 근관)

(11) Root of tooth(치아뿌리; 치근)

(12) Vessel and nerve(혈관과 신경)

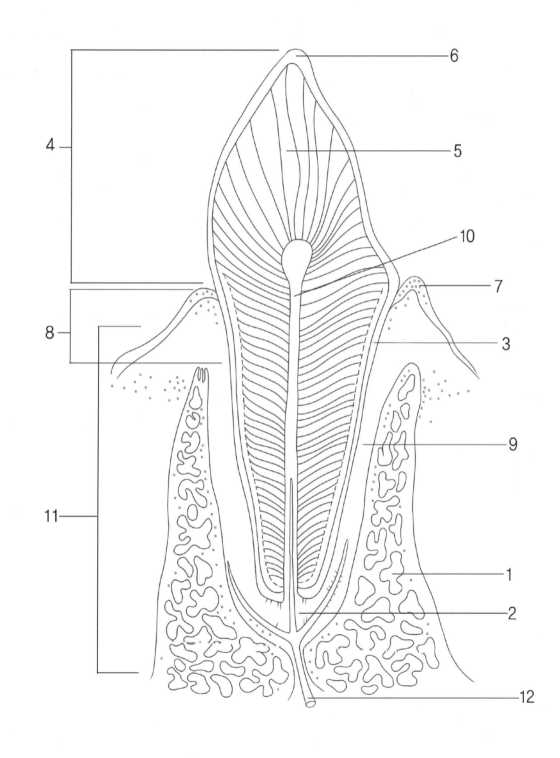

배골반 안
Abdominal cavity

다음 그림에서 질문에 맞는 답의 번호를 기입하시오.

1) 인체에서 볼수 있는 3종류의 커다란 조직으로서 감염시 볼거리와 같은 질환을 초래하는 것은?

2) 샘창자, 빈창자 및 돌창자로 되어 있으며 주로 영양분을 흡수하는 곳은?

3) 근육성 속빈장기로 3개의 잘록부위를 가지고 있으며 위는 가로무늬근으로 중간은 민무늬근과 가로무늬근으로 아래는 민무늬근육으로 구성되어 있는 것은?

정답 : **1.** 9   **2.** 10   **3.** 2

정답

(1) Anus(항문)

(2) Esophagus(식도)

(3) Gallbladder(쓸개; 담낭)

(4) Large intestine(큰창자; 대장)

(5) Liver(간)

(6) Mouth(입)

(7) Pancreas(이자; 췌장)

(8) Pharynx(인두)

(9) Salivary glands(침샘)

(10) Small intestine(작은창자; 소장)

(11) Stomach(위)

(12) Tongue(혀)

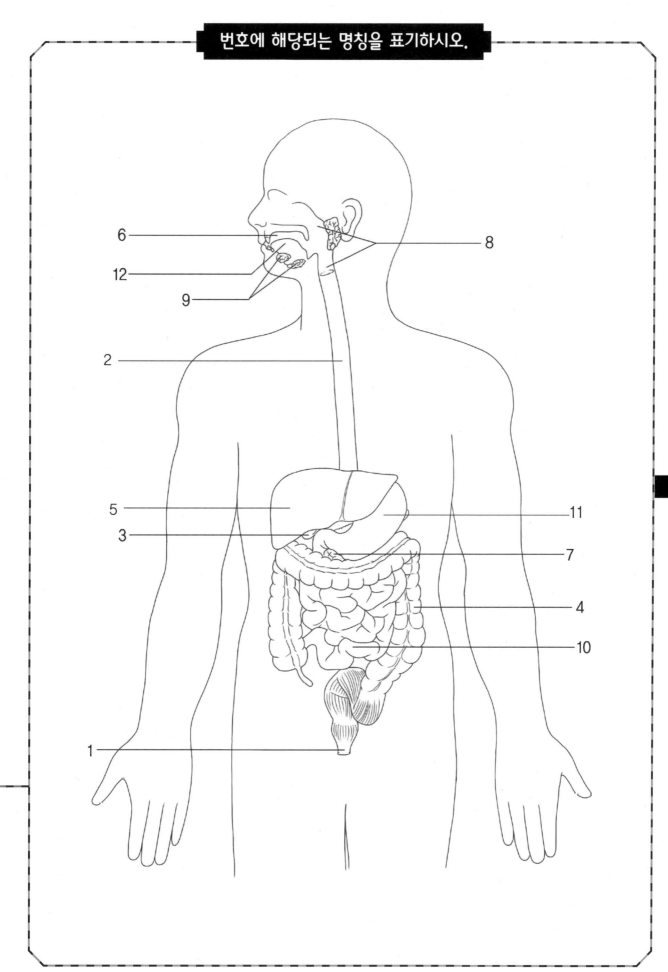

다음 그림에서 질문에 맞는 답의 번호를 기입하시오.

1) 느슨한 결합조직으로 되어 있으며 특히 샘창자의 상부에서는 샘창자샘이 위치하고 있는 작은 창자의 층은?

2) 작은창자 융모의 중간에 위치하고 있으며 림프관이 시작하는 부분은?

3) 장융모를 이루고 있는 상피세포로 이 사이에는 술잔세포가 다수 위치하고 있는 것은?

정답 : **1.** 11   **2.** 3   **3.** 10

정답

(1) Circular smooth muscle(돌림민무늬근; 윤상평활근)

(2) Intestinal villi(창자융모; 장융모)

(3) Lacteal vessel(유미관)

(4) Lymph follicle(림프소절; 림프여포)

(5) Loose connective tissue(성진결합조직; 소성 결합 조직)

(6) Longitudinal smooth muscle(세로민무늬근; 종측평 활근)

(7) Lamina propria(고유판; 고유층)

(8) Muscularis mucosa(점막내 근육)

(9) Serosa(장막)

(10) Simple columnar epithelium(단층원주상피)

(11) Submucosa(점막하층)

(12) Visceral peritoneum(내장쪽 복막; 장측복막)

다음 그림에서 질문에 맞는 답의 번호를 기입하시오.

1) 간의 왼·오른엽을 구분하는 인대로 세모인대와 함께 배막에 속하는 것은?

2) 간에서 분비된 쓸개즙을 일시적으로 저장하며 간의 오른엽과 네모엽사이에 위치하고 있으며 지방의 소화를 도와주는 것은?

3) 육각형모양의 간조직의 중심에 위치하는 혈관으로서 간조직모세혈관의 배출구 역할을 하는 것은?

정답 : **1.** 8　　**2.** 9　　**3.** 5

정답

(1) Bile canaliculus(담세관)

(2) Bile duct(쓸개관; 담관)

(3) Branch of hepatic artery(간동맥가지)

(4) Branch of hepatic portal vein(간문맥가지)

(5) Central vein(중심정맥)

(6) Common bile duct(온쓸개관; 총담관)

(7) Cords of hepatic cells(간세포띠)

(8) Falciform ligament(낫인대; 겸상인대)

(9) Gall−bladder(쓸개; 담낭)

(10) Hepatic artery(간동맥)

(11) Hepatic portal vein(간문맥)

(12) Inferior vena cava(아래대정맥; 하대정맥)

(13) Left lobe(왼엽; 좌엽)

(14) Portal vein(문맥)

(15) Right lobe(오른엽; 우엽)

(16) Sinusoids(굴맥관)

77

이자
Pancrease

다음 그림에서 질문에 맞는 답의 번호를 기입하시오.

1) 소화기관에 위치하면서도 소화장기가 아닌 면역기관에 속하는 것은?

2) 온간관과 쓸개관이 합쳐서 형성된 것으로 큰샘창자 유두로 개구하는 것은?

3) 태생기때 오른간엽의 갑작스런 성숙으로 상승의 장애로 왼쪽과 오른쪽의 높낮이가 다르게 위치하는 것은?

정답 : 1. 15 2. 4 3. 10

정답

(1) Adrenal(suprarenal) glands(콩팥위샘; 부신)
(2) Ampulla of vater(바터 팽대부)
(3) Celiac trunk(배골반안동맥; 복강동맥)
(4) Common bile duct(온쓸개관; 총담관)
(5) Cystic duct(쓸개관; 담낭관)
(6) Duodenum(샘창자; 십이지장)
(7) Gallbladder(쓸개; 담낭)
(8) Hepatic duct(간관)
(9) Hepatic portal vein(간문맥)
(10) Left kidney(좌측 콩팥; 신장)
(11) Liver section(간단면)
(12) Pancreatic duct(이자관; 췌장관)
(13) Pancreas(이자; 췌장)
(14) Right kidney(오른쪽 콩팥; 우측 신장)
(15) Spleen(지라; 비장)
(16) Superior mesenteric vessels(위창자간막혈관; 상장간막혈관)

제10장

비뇨계통 Urinary system

78

요로
Urinary tract

− 남성(male)

다음 그림에서 질문에 맞는 답의 번호를 기입하시오.

1) 엉덩근과 함께 엉덩허리근을 형성하는 근육으로 넙다리신경이 지배하는 것은?

2) 쌍으로 된 장기로 레닌에 의해 알도스테론을 분비하여 나트륨 농도를 조절하는 것은?

3) 성숙된 정자를 나르는 속빈장기로 부고환의 끝에서 시작하여 전립샘에서 정낭과 함께 사정관을 형성하는 것은?

정답 : 1. 12   2. 1   3. 6

정답

(1) Adrenal(or suprarenal) gland(콩팥위샘; 부신)

(2) Aorta(대동맥)

(3) Celiac trunk(복강동맥)

(4) Common iliac artery & vein
(온엉덩 동&정맥; 총장골 동&정맥)

(5) Diaphragm(가로막; 횡격막)

(6) Duct deferens(정관)

(7) Esophagus(식도)

(8) Hepatic veins(간정맥)

(9) Inferior vena cava(아래대정맥; 하대정맥)

(10) Left kidney(왼쪽콩팥; 좌신장)

(11) Left testicular vein(왼고환정맥; 좌고환정맥)

(12) Psoas major muscle(큰허리근; 대요근)

(13) Quadratus lumborum muscle(허리네모근; 요방형근)

(14) Renal vein(콩팥정맥; 신정맥)

(15) Right testicular vein(오른고환정맥;우고환정맥)

(16) Transverse abdominis muscle(배가로근; 복횡근)

(17) Urinary bladder(방광)

(18) Ureter(요관)

79

콩팥
Kidney

다음 그림에서 질문에 맞는 답의 번호를 기입하시오.

1) 콩팥깔대기에 위치하는 2-3개의 술잔모양의 구조로 오줌을 모아 요관으로 보내는 곳은?

2) 토리주머니로 싸인 구불구불한 세동맥덩어리로 되어 있으며 콩팥소체를 형성하는 것은?

3) 콩팥동맥이 구역동맥과 엽동맥으로 되며 이는 다시 엽사이 동맥이 되는데 여기서 분지되는 동맥은?

정답 : 1. 15　　**2.** 8　　**3.** 2

인체해부학 실습

정답

(1) Afferent arteriole(들토리세동맥; 수입소동맥)

(2) Arcuate artery(활꼴동맥; 궁상동맥)

(3) Arcuate vein(활꼴정맥; 궁상정맥)

(4) Bowman's capsule(보우만주머니)

(5) Collecting duct(집합세관; 수집관)

(6) Distal convoluted tubule(먼쪽 곱슬세관; 원위곡세뇨관)

(7) Efferent arteriole(날토리세동맥; 수출소동맥)

(8) Glomerulus(토리; 사구체)

(9) Interlobar artery(엽사이동맥; 엽간동맥)

(10) Interlobular artery(소엽사이동맥; 소엽간동맥)

(11) Interlobar vein(엽사이정맥; 엽간정맥)

(12) Interlobular vein(소엽사이정맥; 소엽간정맥)

(13) Loop of henle(콩팥세관고리; 헨레고리)

(14) Minor calyx(작은콩팥잔; 소신배)

(15) Major calyx(큰콩팥잔; 대신배)

(16) Proximal convoluted tubule(토리쪽곱슬세관; 근위곡세뇨관)

(17) Papillary duct(젖꼭지관; 유두관)

(18) Peritubular capillaries(관주위모세혈관; 세뇨관주위모세혈관)

(19) Podocytes(발세포; 족세포)

(20) Renal artery(콩팥동맥; 신동맥)

(21) Renal capsule(콩팥피막; 신장피막)

(22) Renal cortex(콩팥겉질; 신피질)

(23) Renal medulla(콩팥속질; 신수질)

(24) Renal pyramids(콩팥피라미드; 신추체)

(25) Renal vein(콩팥정맥; 신정맥)

(26) Ureter(요관)

(27) Urinary space(요간격; 요공간)

(28) Urinary pole(요세관극; 요관극)

인체해부학 실습

제11장

생식계통 Reproductive system

남성 골반
Male pelvis

다음 그림에서 질문에 맞는 답의 번호를 기입하시오.

1) 남성만이 가지고 있는 부생식선으로 밤꽃냄새의 물질을 분비하는 기관은?

2) 요도가 전립샘을 지나는 부위는?

3) 항문에 위치하는 불수의근인 평활근으로 되어 있으며 항문을 수축시켜 배변을 도와주는 것은?

정답 : 1. 9   2. 10   3. 8

인체해부학 실습

정답

(1) Anal canal(항문관)

(2) Bulbourethral glands(망울요도샘; 구요도선)

(3) Corpus cavernosum(음경해면체)

(4) Corpus spongiosum(요도해면체)

(5) Deferent duct(정관)

(6) Ejaculatory duct(사정관)

(7) Epididymis(부고환)

(8) External anal sphincter(바깥항문조임근; 외항문괄약근)

(9) Prostate gland(전립샘; 전립선)

(10) Prostatic urethra(전립샘요도; 전립선요도)

(11) Pubic symphysis(두덩결합; 치골결합)

(12) Scrotum(음낭)

(13) Seminal vesicle(정낭)

(14) Sigmoid colon(구불창자; S상결장)

(15) Testis(고환)

(16) Ureter(요관)

(17) Urinary bladder(방광)

고환의 조직학
Histology of the testis

다음 그림에서 질문에 맞는 답의 번호를 기입하시오.

1) 정조세포를 지지하며 제 1차 정모세포로 성숙되도록 도와주는 세포는?

2) 정세관의 사이질에 위치하며 남성호르몬인 테스토스테론을 분비하는 세포는?

3) 발생3주초에 난황주머니에 나타나 발생중인 남성의 생식선에 도달하여 형성된 세포는?

정답 : **1.** 11   **2.** 6   **3.** 10

정답

(1) Basal lamina(바닥판)

(2) Blood vessels(맥관; 혈관)

(3) Developing spermatozoa(정자발달)

(4) Mature spermatozoa(성숙정자)

(5) Lumen of the seminiferous tubule(곱슬세관의 관강; 정세관의 관강)

(6) Interstitial cells ; leydig(사이질세포; 레이디그 세포)

(7) Primary spermatocytes(1차 정모세포)

(8) Secondary spermatocytes(2차 정모세포)

(9) Spermatids(정자세포)

(10) Spermatogonia(정조세포)

(11) Sertoli cell nucleus(세르톨리세포 핵)

(12) Sertoli cell cytoplasm(세르톨리세포 세포질)

삽굴부위
Inguinal region

다음 그림에서 질문에 맞는 답의 번호를 기입하시오.

1) 서혜부와 대퇴부를 경계하며 넙다리 삼각을 형성하는 것은?

2) 고환에서 형성된 정자를 성숙시키며 이의 관을 형성하는 상피주위에는 민무늬근육이 위치하고 있는 것은?

3) 고환위끝에서 샅고랑 안쪽끝까지 위치하는 끈모양의 조직으로 신경을 비롯한 혈관 및 정관으로 구성되어 있는 것은?

정답 : **1.** 6   **2.** 4   **3.** 8

정답

(1) Abdominal muscles(배근육; 복근)
(2) Deep inguinal Ring(깊은샅굴구멍; 심서혜륜)
(3) Deferent duct(정관)
(4) Epididymis(부고환)
(5) Femoral artery and vein(넙다리동맥과 정맥; 대퇴 동맥과 정맥)
(6) Inguinal ligament(샅고랑인대; 서혜인대)
(7) Parietal peritoneum(벽쪽복막; 벽측복막)
(8) Spermatic cord(정삭)
(9) Superficial inguinal Ring(얕은샅굴구멍; 천서혜륜)
(10) Testis(고환)
(11) Transversalis fascia(배가로근막;

인체해부학 실습

남성 외부생식기
External male genitalia

다음 그림에서 질문에 맞는 답의 번호를 기입하시오.

1) 1개의 요도해면체와 같이 음경의 해면체를 구성하여 음경사이막에 의하여 불완전하게 분리되어 있는 것은?

2) 음경의 앞끝을 감싸고 있는 얇은 피부주름으로 성인에서 귀두를 싸고 있어 포경을 유발하는 것은?

3) 전립샘 위쪽에 위치하는 일종의 주머니로서 황색을 띤 정액을 분비하며 과당을 포함하고 있어 정자의 운동을 도와주는 것은?

정답 : **1.** 3　　**2.** 13　　**3.** 14

인체해부학 실습

정답

(1) Blood vessels(혈관)

(2) Bulbourethral gland(망울요도샘; 망울요도선)

(3) Corpus cavernosum(음경해면체)

(4) Corpus spongiosum(요도해면체)

(5) Deferent duct(정관)

(6) Ejaculatory duct(사정관)

(7) Epididymis(부고환)

(8) External urethral orifice(바깥요도구멍; 외요도구)

(9) Fascia of penis(음경 근막)

(10) Glans penis(음경귀두)

(11) Prostate gland(전립샘)

(12) Penis(음경)

(13) Prepuce(음경꺼풀)

(14) Seminal vesicle(정낭)

(15) Shaft(몸통; 체)

(16) Skin(피부)

(17) Testis(고환)

(18) Urethra(요도)

(19) Ureter(요관)

(20) Urinary bladder(방광)

제11장 생식계통

다음 그림에서 질문에 맞는 답의 번호를 기입하시오.

1) 여성에서 남성의 음경에 해당되며 성적 민감성이 가장 큰 구조물은?

2) 정자와 난자가 수정되는 팽대부가 있으며 거의 자궁외 임신이 매우 빈번한 곳은?

3) 벽은 속막.근육층.바깥막의 3층으로 구성되며 속막의 점막은 혈관과 샘이 풍부한 샘상피로 되어 있는 것은?

정답 : 1. 3   **2.** 16   **3.** 17

인체해부학 실습

정답

(1) Broad ligament(넓은 인대; 광인대)

(2) Cervix(자궁목; 경)

(3) Clitoris(음핵)

(4) External anal sphincter(바깥항문조임근; 외항문괄약근)

(5) Labia minora(소음순)

(6) Labia majora(대음순)

(7) Ovary(난소)

(8) Ovarian ligament(난소인대)

(9) Perineal body(샅힘줄중심; 송과체)

(10) Pubic symphysis(두덩결합; 치골결합)

(11) Rectum(곧창자; 직장)

(12) Round ligament(자궁원인대; 원삭)

(13) Ureter(요관)

(14) Urethral opening(요도개구)

(15) Urinary bladder(방광)

(16) Uterine tube(난관)

(17) Uterus(자궁)

(18) Vagina(질)

다음 그림에서 질문에 맞는 답의 번호를 기입하시오.

1) 자궁에서 일부가 질속에 위치하여 질부분이라고도 부르며 바닥, 몸통과 같이 자궁을 구성하는 것은?

2) 배란시 배란된 난자를 자궁관으로 유도하는 난관부위는?

3) 성숙한 여성에서 한달에 1개씩 성숙난자를 배출하는 곳은?

정답 : **1.** 4   **2.** 7   **3.** 8

정답

(1) Ampulla of the uterus(자궁팽대)

(2) Body of the uterus(자궁몸; 자궁체)

(3) Broad ligament(넓은인대; 광인대)

(4) Cervix of the uterus(자궁목)

(5) Epoophoron(난소위체; 난소상체)

(6) Fundus of the uterus(자궁바닥; 자궁저)

(7) Fimbriae of the uterine tube(자궁관술)

(8) Ovary(난소)

(9) Ovarian ligament(난소 인대)

(10) Round ligament(자궁원인대; 간원삭)

(11) Suspensory ligament(걸이인대; 제인대)

(12) Uterine artery and vein(자궁 동맥과 정맥)

(13) Uterine tube(

난소의 조직학
Histology of the ovary

다음 그림에서 질문에 맞는 답의 번호를 기입하시오.

1) 배란된 난자의 밖을 싸서 수소결합에 의해 세포들이 위치하고 있는 관문은?

2) 배란되는 2차 난모세포를 가지고 있는 성숙난포를 일컫는 말은?

3) 배란후 성숙난포세포들이 노란색으로 변하여 프로게스테론은 분비하는 것은?

정답 : 1. 1   2. 8   3. 2

정답

(1) Corona radiata(부챗살; 방사관)

(2) Corpus luteum(황체)

(3) Degenerating corpus luteum(퇴화하는 황색체(백색체))

(4) Degenerating follicle(퇴화하는 난포)

(5) Fertilization(수정)

(6) Follicle cells(난포세포들)

(7) Follicle cavity (antrum)(난포공간(난포방))

(8) Graafian follicle(그라피안난포; 성숙난포)

(9) Ovulation(oocyte released)(배란(난모세포배출))

(10) Primary oocyte(일차난모세포)

(11) Primordial Follicle(원시난포)

(12) Primary follicle(single layer)(일차난포(단층))

(13) Primary follicle(multiple layers)(일차난포(중층))

(14) Secondary follicle(이차난포)

(15) Secondary oocyte(이차난모세포)

(16) Uterine tube(자궁관)

(17) Zona pellucidum(투명대)

여성의 샅
Female perineum

다음 그림에서 질문에 맞는 답의 번호를 기입하시오.

1) 남성의 요도방울샘과 상동기관으로 황색소체로서 점액을 분비하는 것은?

2) 비뇨생식삼각에 위치하는 근육으로 왼.오른쪽 두덩뼈사이에 걸쳐 있는 것은?

3) 꼬리근 및 바깥항문조임근과 같이 항문삼각에 위치하는 근육으로 일부는 항문에 일부는 꼬리
   뼈에 부착하는 것은?

정답 : 1. 2   2. 11   3. 9

인체해부학 실습

정답

⑴ Anus(항문)

⑵ Bartholin's gland(큰질어귀샘)

⑶ Bulbospongiosus muscle(망울해면체근)

⑷ Clitoris(음핵)

⑸ Coccyx(꼬리뼈; 미골)

⑹ Gluteus maximus muscle(큰볼기근; 대둔근)

⑺ Ischial tuberosity(궁둥뼈결절; 좌골조면)

⑻ Ischiocavernosus muscle(궁둥해면체근; 좌골해면
   체근)

⑼ Levator ani muscle(항문올림근; 항문거근)

⑽ Perineal body(샅힘줄중심; 회음체)

⑾ Superficial transverse perineal muscle(샅가로근;
   표재회음횡근)

⑿ Urethra(요도)

⒀ Vaginal entrance(질입구)

⒁ Vestibular bulbs(질어귀망울; 질전정구)

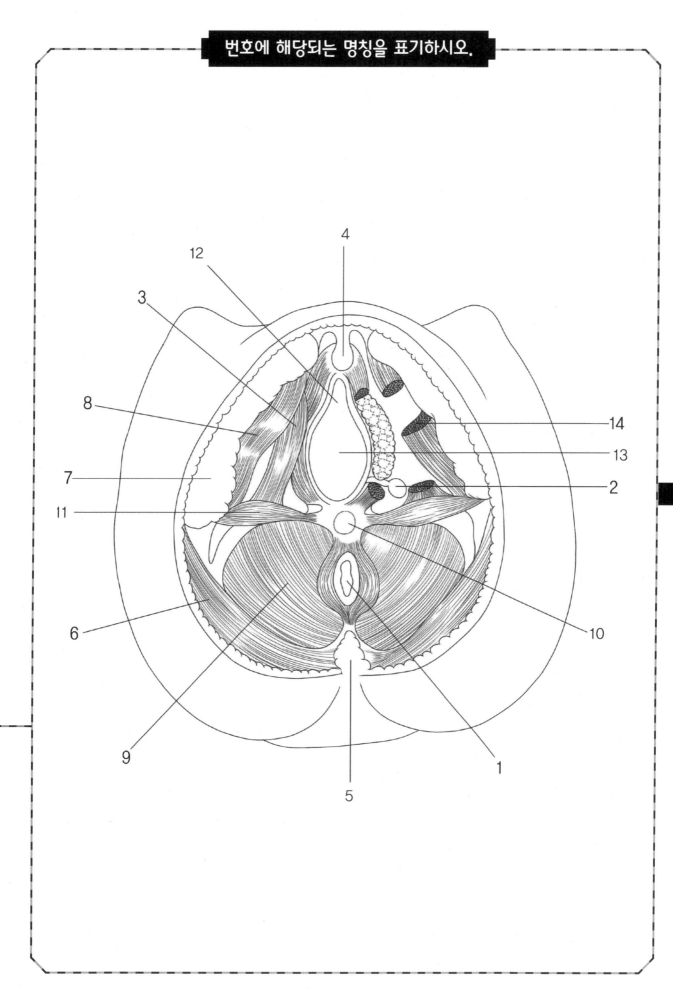

제
11
장
생
식
계
통

다음 그림에서 질문에 맞는 답의 번호를 기입하시오.

1) 처녀를 상징하는 막구조로써 폐쇄시에는 복통을 유발하기도 하며 외상에 약한 것은?

2) 여성의 바깥생식기의 일부를 형성하며 요도와 질구를 덮고 있는 구조물은?

3) 여성의 외부생식기의 일부 부위로 음모가 위치하는 곳은?

정답 : 1. 4   2. 6   3. 7

정답

(1) Anus(항문)

(2) Frenulum of clitoridis(음핵꺼풀주름띠; 음핵소대)

(3) Glans of clitoris(음핵귀두)

(4) Hymen(처녀막)

(5) Labia majora(대음순)

(6) Labia minora(소음순)

(7) Mons pubis(불두덩; 치구)

(8) Prepuce of clitoris(음핵꺼풀; 음핵포피)

(9) Urethral opening(요도구멍)

(10) Vaginal entrance(질입구)

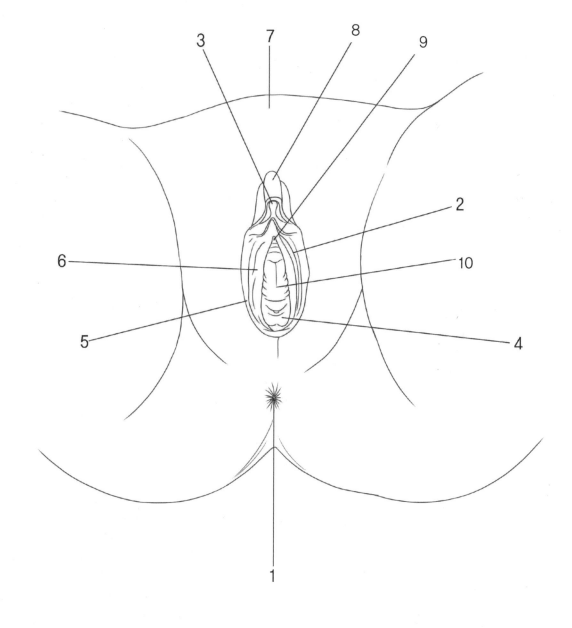

다음 그림에서 질문에 맞는 답의 번호를 기입하시오.

1) 중앙에 젖꼭지가 위치하고 있으며 수유시에 멜라닌 색소침착이 심한 부위는?

2) 15-20개 정도로 형성된 구조물로 이 속에는 젖샘꽈리샘이 위치하고 있는 것은?

3) 1-8 갈비뼈 가쪽에서 일어나 톱니모양의 근육으로 긴 가슴신경이 지배하는 근육은?

정답 : **1.** 2 　**2.** 3 　**3.** 8

정답

(1) Adipose tissue(지방조직)

(2) Areola(젖꽃판; 유륜)

(3) Glandular lobules(샘소엽; 선소엽)

(4) Lactiferous ducts(젖샘관; 유관)

(5) Lactiferous sinuses(젖샘관팽대; 유관팽대)

(6) Nipple(젖꼭지; 유두)

(7) Pectoralis major muscle(큰가슴근; 대흉근)

(8) Serratus anterior muscle(앞톱니근; 전거근)

(9) Suspensory ligaments(젖샘걸이인대; 제인대)

내분비계통 Endocrine system

내분비샘
Endocrine gland

다음 그림에서 질문에 맞는 답의 번호를 기입하시오.

1) 일명 샘하수체라고도 부르며 성장호르몬을 비롯한 다양한 호르몬을 분비하는 곳은?

2) 티모신을 분비하여 T세포의 성장을 촉진 시키며 사춘기때 가장 크고 이후에는 점점 축소되는 장기는?

3) 칼시토닌을 분비하여 혈중 칼슘과 인산염 수치를 낮추는 기능을 가지고 있는 것은?

정답 : **1.** 2   **2.** 13   **3.** 14

정답

(1) Adrenal glands(부신)

(2) Anterior lobe(앞엽; 전엽)

(3) Hypothalamus(시상하부)

(4) Infundibulum(깔때기; 누두)

(5) Ovary(난소)

(6) Pancreas(췌장)

(7) Parathyroid glands(부갑상샘; 부갑상선)

(8) Pineal gland(솔방울샘; 송과선)

(9) Pituitary gland(뇌하수체)

(10) Posterior lobe(뒤엽; 후엽)

(11) Sella turcica of sphenoid bone(나비뼈의 안장; 접형골의 터키안)

(12) Testes(고환)

(13) Thymus gland(가슴샘; 흉선)

(14) Thyroid gland(갑상샘; 갑상선)

다음 그림에서 질문에 맞는 답의 번호를 기입하시오.

1) 티톡신을 비롯한 삼요오드티로닌을 분비하여 기초 신진대사율을 조절하는 세포는?

2) 혈중 칼슘농도를 낮추며 뼈성장을 도와주는 갑상샘에 위치하는 세포는?

3) 림프관이 실타래처럼 꼬여 있는 상태의 구조물은?

정답 : 1. 5   2. 8   3. 7

정답

(1) Active columnar follicle cells(활동성 기둥소포세포; 활동성 원주여포세포)

(2) Capillary bed(모세혈관상; 모세혈관계)

(3) Colloid(교질)

(4) Connective tissue septa(결합조직 중격)

(5) Follicular cells(소포세포; 여포세포)

(6) Inactive cuboidal follicle cells(불활동성 주사위 소포세포; 불활동성 입방여포세포)

(7) Lymphatic plexus(림프관 얼기; 림프총)

(8) Parafollicular cells(소포곁세포; 부여포세포)

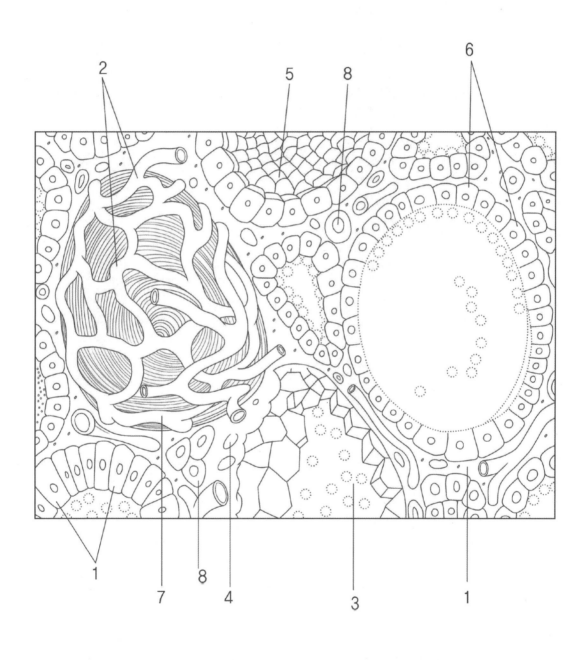

이자의 조직학
Histology of the pancreas

다음 그림에서 질문에 맞는 답의 번호를 기입하시오.

1) 이자의 꼬리부위에 많이 위치하고 있으며 인슐린과 같은 호르몬을 분비하는 곳은?

2) 이자의 외분비샘에 해당되는 순장액샘으로 잘 발달된 과립세포질그물을 가지고 있는 세포는?

인체해부학 실습

3) 이자의 소포사이에서 모세혈관이 치밀하게 배열된 상태를 무엇이라 부르는가?

정답 : 1. 8   2. 1   3. 3

정답

(1) Acinar cells(샘꽈리 세포; 선세포)

(2) Acini(소포; 선포)

(3) Capillary beds(모세혈관계; 모세혈관상)

(4) Centro-acinar cells(샘꽈리중심세포; 중심포상세포)

(5) Connective tissue septa(결합조직 중격)

(6) Intercalated ducts(사이관; 개재관)

(7) Intralobular ducts(소엽속관; 소엽내관)

사람해부학실습

초판 인쇄 2020년 6월 10일
초판 발행 2020년 6월 15일

펴낸이　　진수진
펴낸곳　　메디컬스타

주소　　　경기도 고양시 일산서구 대산로 53
출판등록　2013년 5월 30일 제2013-000078호
전화　　　031-911-3416
팩스　　　031-911-3417
전자우편　meko7@paran.com